Iniciação Científica na Área da Saúde

Thieme Revinter

Iniciação Científica na Área da Saúde

Rogério Dedivitis
Leandro Luongo de Matos
Mario Augusto Ferrari
Débora Queija

Thieme
Rio de Janeiro • Stuttgart • New York • Delhi

Dados Internacionais de Catalogação na Publicação (CIP)
(eDOC BRASIL, Belo Horizonte/MG)

I56   Iniciação científica na área da saúde/Rogério Dedivitis... [et al.]. – Rio de Janeiro, RJ: Thieme Revinter, 2024.

14 x 21 cm
Inclui bibliografia.
ISBN 978-65-5572-277-2
eISBN 978-65-5572-278-9

1. Saúde pública 2. Política de saúde. 3. Assistência médica. I. Dedivitis, Rogério. II. Matos, Leandro Luongo de. III. Ferrari, Mario Augusto. IV. Queija, Débora.

CDD: 362.1

Elaborado por Maurício Amormino Júnior – CRB6/2422

Contato com o autor:
Rogério A. Dedivitis
dedivitis@fm.usp.br

© 2024 Thieme. All rights reserved.

Thieme Revinter Publicações Ltda.
Rua do Matoso, 170
Rio de Janeiro, RJ
CEP 20270-135, Brasil
http://www.ThiemeRevinter.com.br

Thieme USA
http://www.thieme.com

Design de Capa: © Thieme

Impresso no Brasil por Gráfica Santuário
5 4 3 2 1
ISBN 978-65-5572-277-2

Também disponível como eBook:
eISBN 978-65-5572-278-9

Todos os direitos reservados. Nenhuma parte desta publicação poderá ser reproduzida ou transmitida por nenhum meio, impresso, eletrônico ou mecânico, incluindo fotocópia, gravação ou qualquer outro tipo de sistema de armazenamento e transmissão de informação, sem prévia autorização por escrito.

AUTORES

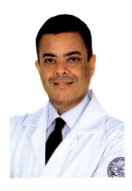

ROGÉRIO APARECIDO DEDIVITIS
Médico
Cirurgião de Cabeça e Pescoço
Professor Livre-Docente do Departamento de Cirurgia (Disciplina de Cirurgia de Cabeça e Pescoço) da Faculdade de Medicina da Universidade de São Paulo (FMUSP)
Docente no Programa de Pós-Graduação em Anestesiologia, Ciências Cirúrgicas e Medicina Perioperatória
Coordenador do Núcleo de Desenvolvimento Docente do Centro Universitário Lusíada (UNILUS)
Coordenador do Internato e Professor de Iniciação Científica da Faculdade de Ciências da Saúde da Universidade Metropolitana de Santos (UNIMES)
MBA em Gestão em Saúde pela Fundação Getúlio Vargas
Especialista em Educação pela FMUSP

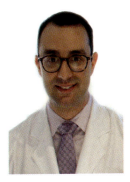

LEANDRO LUONGO DE MATOS
Médico
Cirurgião de Cabeça e Pescoço
Professor Livre-Docente do Departamento de Cirurgia (Disciplina de Cirurgia de Cabeça e Pescoço) da Faculdade de Medicina da Universidade de São Paulo (FMUSP)
Docente no Programa de Pós-Graduação em Anestesiologia, Ciências Cirúrgicas e Medicina Perioperatória
Pesquisador do Laboratório de Investigação Médica (LIM) 28 da FMUSP
Professor Titular (Disciplina de Clínica Cirúrgica) da Faculdade Israelita de Ciências da Saúde Albert Einstein

AUTORES

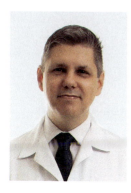

MARIO AUGUSTO FERRARI DE CASTRO
Médico
Cirurgião de Cabeça e Pescoço
Mestre pela Universidade Autônoma de Barcelona
Doutor pela Faculdade de Medicina da Universidade de São Paulo (FMUSP)
Especialista em Educação pela FMUSP
Diretor de Desenvolvimento Estratégico, Coordenador do Núcleo de Desenvolvimento, Docente e Professor Titular de Otorrinolaringologia e Cirurgia de Cabeça e Pescoço da Universidade Metropolitana de Santos (UNIMES)
Especialista em Docência e Preceptoria Médica pelo Instituto de Ensino e Pesquisa Albert Einstein
MBA em Docência e Gestão do Ensino Superior pelo Centro Universitário Estácio de Ribeirão Preto
MBA em Administração Acadêmica e Universitária pela Faculdade Arnaldo Janssen e Carta Consulta

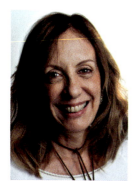

DÉBORA DOS SANTOS QUEIJA
Fonoaudióloga
Especialista em Voz pelo CFFa/CEV
Mestre em Ciências pelo Curso de Pós-Graduação do Hospital Heliópolis, SP
Doutora em Ciências pela Faculdade de Medicina da Universidade de São Paulo (FMUSP)
Especialista em Educação pela FMUSP
Coordenadora do Curso de Graduação em Fonoaudiologia da UNILUS

DEDICATÓRIAS

Aos estudantes, residentes e especializandos da grande área de Saúde que buscam tempo para ir além e dedicar-se à iniciação científica.

Rogério Aparecido Dedivitis

Sendo o tema "Iniciação Científica" de especial interesse dos que estão iniciando a carreira de pesquisa, por similaridade, dedico esta obra aos meus dez queridos afilhados: Maria Clara, Helena, Pedro, Alisson, Jorge, Lívia, Henrique, Heitor, Filipe e Gustavo. Que vocês sejam sempre curiosos e inconformados com o *status quo*. Que vocês atuem na melhoria da vida das pessoas no futuro, independentemente da profissão que escolherem. Faço também uma especial dedicatória à Damila que tem a função mais importante de todas: manter-me são! Amo vocês!

Leandro Luongo de Matos

À minha esposa Andréa, meus espetaculares filhos Enzo e Mateus e aos meus queridos alunos e professores.

Mario Augusto Ferrari de Castro

Aos meus filhos amados, Lucas e Bianca, pela felicidade de viver o amor infinito. Aos meus pais, Neyde (*in memoriam*) e Hélio, pelo aprendizado, apoio e exemplo de vida.
Aos meus irmãos, Bruno e Paulo, pela parceria amorosa nessa jornada.
Aos meus pacientes, a quem muito devo, por me auxiliarem a caminhar com amor por um propósito maior.
Aos colegas professores e aos alunos queridos, pela oportunidade de troca e crescimento constantes.

Débora dos Santos Queija

PREFÁCIO

Em um mundo onde todos têm tantas certezas, até mesmo sobre aquilo que pouco conhecem, fazer pesquisa buscando compreender a realidade é urgente e fundamental em todos os campos do saber, principalmente na área da saúde, em que usar as melhores evidências se relaciona com a efetividade e qualidade do cuidado.

Atualmente temos acesso facilitado ao conhecimento, tanto aquele dito científico, como a tradução dele para a sociedade por meio das diferentes mídias.

Hoje, conhecimentos são produzidos em quantidade e velocidade sem precedentes.

Esse fato nos coloca diante da necessidade de analisar com crítica as informações que chegam até nós, priorizar o que ler e saber e onde buscar informações confiáveis. Além disso, pensar como um cientista, produzir e publicar conhecimentos são competências demandas ao profissional de Saúde do século XXI.

Pensar e fazer ciência exige conhecimentos, habilidades e atitudes que devem ser adquiridos desde o início da graduação, e aprimorados ao longo da vida profissional.

A ciência pode ser entendida e vivenciada por todos, desde que seja apresentada de forma didática e clara, para que possa ser aplicada em diferentes contextos, dos mais simples aos mais complexos.

A leitura desta obra, cuidadosamente preparada por professores/pesquisadores, certamente vai aproximar você da vivência do método científico, e tenho certeza, que apoiará seus futuros estudos. Afinal todos temos uma pergunta que ainda precisa ser respondida.

Boa leitura!

Patricia Tempski
Livre-Docente em Educação pela Faculdade de Medicina da Universidade de São Paulo e Coordenadora do Centro de Desenvolvimento de Educação Médica da Faculdade de Medicina da Universidade de São Paulo (FMUSP)

APRESENTAÇÃO

A iniciação científica permeia por todas as áreas de atuação do profissional da saúde. Obviamente, é essencial para os que se dedicarão à pesquisa, pois precisarão incorporar as ferramentas necessárias para realizar todas as etapas, desde a elaboração da pergunta que norteia o projeto de pesquisa, até a finalização com a sua publicação. É essencial também no ensino médico, pois é matéria presente nas matrizes curriculares das diversas faculdades ou atividade muito incentivada nos cursos de excelência, inspirando os que ensinam e os que aprendem. Mas, além disso, a iniciação científica dá suporte, por meio dos estudos gerados e publicados, a tomadas de decisão, com evidente impacto assistencial também aos gestores, que buscam as melhores opções para suas instituições.

A finalidade deste livro é de abordar didaticamente cada etapa da iniciação científica, aplicando os conhecimentos aos diversos tipos de estudos. Assim, agradecemos imensamente a cada colaborador que, com sua *expertise* e excelência no respectivo tema, brindaram-nos com um belíssimo conteúdo.

Desejamos a todos uma ótima leitura e fonte de consulta. Que esta obra possa, ao mesmo tempo, simplificar as etapas e empolgar os leitores diante da expectativa de bons resultados.

Os Autores

COLABORADORES

ANA LUIZA CABRERA MARTIMBIANCO
Doutora em Saúde Baseada em Evidências pela Universidade Federal de São Paulo (Unifesp)
Professora do Programa de Pós-Graduação em Saúde e Meio Ambiente, Universidade Metropolitana de Santos (UNIMES)
Pesquisadora do Núcleo de Avaliação de Tecnologias em Saúde, Hospital Sírio-Libanês (NATS-HSL)

CARLOS AUGUSTO CARDIM DE OLIVEIRA
Pediatra e Neonatologista pela Sociedade Brasileira de Pediatria (SBP/AMB)
Mestre e Doutor em Medicina pela Universidade de São Paulo (USP)
Pós-Graduado em Avaliação de Tecnologias em Saúde (ATS) pela Universidade Federal do Rio Grande do Sul (UFRGS)
Professor das Disciplinas de Conhecimento Médico I, V e VI – Metodologia da Pesquisa, Epidemiologia, Medicina Baseada em Evidências da Faculdade Israelita de Ciências da Saúde Albert Einstein (FICSAE)
Professor de MBE dos Cursos de PG *Lato* e *Stricto Sensu* do HIAE

CINIRA ASSAD SIMÃO HADDAD
Fisioterapeuta Especialista em Saúde da Mulher e Oncologia
Mestre e Doutora em Ciências da Saúde pela Universidade Federal de São Paulo (Unifesp)
Docente do Curso de Graduação em Fisioterapia do Centro Universitário Lusíada (UNILUS)

ELIANE MARTA QUIÑONES BRAZ
Engenheira Agronômica pela Universidade Estadual Paulista Júlio de Mesquita Filho
Mestre e Doutora em Engenharia Agrícola pela Universidade Estadual de Campinas (Unicamp)
Licenciatura Plena em Química
Docente da Universidade Metropolitana de Santos (UNIMES)

FREDERICO KAUFFMANN BARBOSA
Doutor em Educação pela Universidade de Sorocaba (Uniso) na Linha de História e Historiografia da Educação
Mestre em Educação pela Universidade Metodista de São Paulo (UMESP) na Linha de Formação de Educadores
Mestre em Educação pelo Centro Universitário Lusíada (UNILUS) na Linha de Informática na Educação

INÊS N. NISHIMOTO
Doutora em Ciências pelo Centro de Treinamento e Pesquisa do Hospital A. C. Camargo, Fundação Antônio Prudente, São Paulo
Docente de Pós-Graduação do Centro Universitário Lusíada (UNILUS)

JOSEPH BRUNO BIDIN BROOKS
Médico Neurologista
Membro Titular da Academia Brasileira de Neurologia (ABN)
Mestre e Doutor em Neurologia pela Universidade Federal do Estado do Rio de Janeiro (Unirio)
Professor Assistente da Disciplina de Estrutura e Função da Universidade Metropolitana de Santos (UNIMES)

LUIZ PAULO KOWALSKI
Professor Titular do Departamento de Cirurgia de Cabeça e Pescoço da Faculdade de Medicina da Universidade de São Paulo (FMUSP)

MAYSA TIBÉRIO UBRIG
Fonoaudióloga Especialista em Voz pelo CEV/CFFa e em Disfagia pelo HC-FMUSP/CFFa
Mestre e Doutora em Ciências pelo programa de Otorrinolaringologia da Faculdade de Medicina da Universidade de São Paulo (FMUSP)
Professora do Curso de Graduação em Fonoaudiologia do Centro Universitário Lusíadas (UNILUS)

SUELY FRANCISCO
Bibliotecária Biomédica

WANDERLEY MARQUES BERNARDO
Médico Especialista em Cirurgia Torácica
Professor Livre-Docente da Faculdade de Medicina da Universidade de São Paulo (FMUSP)
Professor em Medicina Baseada em Evidência na Faculdade de Medicina da Universidade Lusíada – Santos

SUMÁRIO

Capítulo 1
PENSAMENTO CIENTÍFICO 1
Luiz Paulo Kowalski

Capítulo 2
PROJETO DE PESQUISA 9
Cinira Assad Simão Haddad

Capítulo 3
COMITÊ DE ÉTICA EM PESQUISA E TERMO DE CONSENTIMENTO 35
Frederico Kauffmann Barbosa

Capítulo 4
FONTES DE PESQUISA BIBLIOGRÁFICA 61
Suely Francisco

Capítulo 5
CITAÇÕES E REFERÊNCIAS 73
Eliane Marta Quiñones Braz

Capítulo 6
PROTOCOLO DE PESQUISA E BANCO DE DADOS 85
Inês N. Nishimoto

Capítulo 7
TIPOS DE TRABALHO CIENTÍFICO 95
Débora dos Santos Queija

Capítulo 8
RELATO DE CASO 103
Joseph Bruno Bidin Brooks

Capítulo 9
SÉRIES DE CASOS 113
Maysa Tibério Ubrig

Capítulo 10
ESTUDOS CASO-CONTROLE 119
Rogério Aparecido Dedivitis

Capítulo 11
ESTUDOS DE COORTE 125
Carlos Augusto Cardim de Oliveira

Capítulo 12
ENSAIOS CLÍNICOS 135
Ana Luiza Cabrera Martimbianco

Capítulo 13
REVISÕES SISTEMÁTICAS 149
Wanderley Marques Bernardo

Capítulo 14
FAÇA UMA APRESENTAÇÃO MEMORÁVEL 165
Mario Augusto Ferrari de Castro

Capítulo 15
COMO MONTAR DIAPOSITIVOS E PÔSTERES 181
Mario Augusto Ferrari de Castro

Capítulo 16
PUBLICAÇÃO – A FRONTEIRA FINAL 193
Rogério Aparecido Dedivitis

Apêndice 1
CURRÍCULO, LATTES E ORCID 199
Rogério Aparecido Dedivitis

Apêndice 2
FONTES DE FOMENTO À PESQUISA 203
Leandro Luongo de Matos

ÍNDICE REMISSIVO 209

Iniciação Científica na Área da Saúde

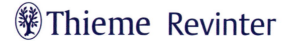

PENSAMENTO CIENTÍFICO

CAPÍTULO 1

Luiz Paulo Kowalski

INTRODUÇÃO

O pensamento científico é o motor que impulsiona a aquisição de conhecimento na área da saúde e em todas as outras áreas da ciência. Desde os primórdios da medicina, os profissionais de saúde têm-se dedicado a investigar e compreender os mistérios do corpo humano, buscando soluções para os desafios do tratamento e da prevenção de doenças.

René Descartes, filósofo do século XVII, acreditava que o pensamento era o primeiro passo para fazer ciência. Ele defendia que é por meio da dúvida e do questionamento que se alcança o conhecimento absoluto e irrefutável. Ainda que as teorias científicas sejam constantemente substituídas à medida que novos conhecimentos são adquiridos, a dúvida é o que impulsiona o pensamento científico.

A motivação para o pensamento científico surge da curiosidade inerente ao ser humano. Desde crianças, somos naturalmente inquisitivos e questionamos o mundo ao nosso redor. Na área da saúde, a curiosidade científica é ainda mais importante, pois a medicina é uma ciência em constante evolução. Conceitos que antes eram considerados absolutos são continuamente revisados à luz de novas descobertas.

O pensamento científico tem como objetivo buscar a verdade, que é a conformidade com os fatos e a realidade. No entanto, determinar o que é verdadeiro e real é uma tarefa complexa. Por isso, o pensamento científico busca abandonar o subjetivismo e promover o exercício da crítica. É por meio da análise crítica e da avaliação cuidadosa das evidências que se pode avançar no conhecimento.

Nesta era de avanço tecnológico, as novas ferramentas disponíveis têm tido um impacto significativo no desenvolvimento do pensamento científico. A inteligência artificial (IA), por exemplo, tem revolucionado a forma como conduzimos a pesquisa científica. Com o surgimento de ferramentas especializadas em IA, como o Scopus-IA e outros, os pesquisadores têm acesso a uma enorme quantidade de informações e dados, facilitando o processo de busca e revisão bibliográfica. Essas ferramentas podem filtrar e selecionar rapidamente os artigos mais relevantes para um determinado tema, economizando tempo e esforço.

No entanto, mesmo com todas as ferramentas disponíveis, nada ainda supera o poder do pensamento humano. A inteligência artificial é uma ferramenta poderosa, mas é o cientista que possui a capacidade de formular boas perguntas, de desenvolver hipóteses criativas e de interpretar e analisar os resultados obtidos. A tecnologia pode agilizar o processo, mas é o pensamento humano que impulsiona e direciona a pesquisa científica.

MÉTODO CIENTÍFICO

No campo da medicina, o método científico desempenha um papel fundamental na produção de conhecimento, tanto na pesquisa básica quanto na clínica e translacional. Embora existam algumas diferenças entre essas áreas, o método científico é a base para o desenvolvimento de estudos e experimentos que buscam responder questões relevantes para a prática médica.

Na pesquisa básica, o objetivo é compreender os mecanismos biológicos e fisiológicos que estão por trás das doenças e dos processos de cura. Nesse tipo de pesquisa, é comum realizar experimentos em laboratório utilizando modelos animais ou células cultivadas. O estudante interessado em ingressar em projetos nessa área precisa ter curiosidade científica e habilidades em técnicas laboratoriais, como manipulação de amostras, análise de DNA e realização de ensaios bioquímicos. Além disso, é importante ter capacidade de análise crítica da literatura científica para embasar suas hipóteses de pesquisa e interpretar os resultados obtidos.

Na pesquisa clínica, o foco é avaliar o impacto de diferentes tratamentos ou intervenções em pacientes. Esses estudos podem envolver a realização de ensaios clínicos, coleta de dados em prontuários médicos ou questionários aplicados aos pacientes. O aluno interessado em projetos nessa área precisa ter empatia e habilidades de comunicação para lidar com os pacientes, além de conhecimentos em epidemiologia e bioestatística para planejar e analisar os dados coletados. É essencial também ter comprometimento ético, uma vez que a pesquisa clínica envolve a participação de seres humanos e a necessidade de seguir os protocolos éticos estabelecidos.

Na pesquisa translacional, busca-se aplicar os conhecimentos da pesquisa básica na prática clínica, com o objetivo de desenvolver novas estratégias diagnósticas, terapêuticas ou de prevenção. Essa área requer uma abordagem multidisciplinar, integrando os conhecimentos da pesquisa básica e clínica. O aluno interessado em projetos de pesquisa translacional precisa ter habilidade de trabalhar em equipe, pois frequentemente são necessárias parcerias entre clínicos e pesquisadores básicos. Além disso, é importante ter visão estratégica para identificar problemas que podem ser resolvidos com os conhecimentos da pesquisa básica e buscar soluções inovadoras.

Em todas essas áreas, é essencial seguir as etapas do método científico, desde a formulação da pergunta de pesquisa até a interpretação dos resultados e a discussão dos achados. O estudante de medicina que deseja ingressar em programas de iniciação científica deve ter dedicação e comprometimento, pois a pesquisa exige tempo, paciência e persistência. Além disso, é importante ter uma mentalidade aberta, estar disposto a aprender com os erros e a explorar novas ideias.

Ingressar em programas de iniciação científica no campo da medicina é uma oportunidade única de vivenciar de perto o pensamento científico e contribuir para o avanço do conhecimento na área da saúde. A pesquisa científica abre portas para descobertas inovadoras e promove o desenvolvimento da medicina.

INICIAÇÃO CIENTÍFICA

A iniciação científica é uma oportunidade única para estudantes de medicina desenvolverem suas habilidades de pensamento crítico e engajarem-se na busca por respostas para questões relevantes na área da saúde. No passado, os médicos contavam com um cabedal de conhecimentos fundamentados na literatura e na experiência prática. Entretanto, hoje em dia, o volume de informações disponíveis é imenso e em constante crescimento, tornando difícil acompanhar todas as atualizações. É essencial, portanto, preparar os médicos do futuro para serem capazes de fazer as perguntas corretas, de saber procurar as fontes adequadas, de sintetizar o conhecimento e de tomar decisões fundamentadas com um espírito crítico.

A motivação para realizar pesquisas científicas é impulsionada pelo prazer da curiosidade. Além disso, a iniciação científica oferece benefícios como o aprimoramento do currículo, a oportunidade de estabelecer contatos com professores renomados e a aquisição das ferramentas da metodologia científica, que serão essenciais ao longo da carreira médica.

Ao escolher um orientador e um tema para a pesquisa, é importante conhecer sua linha de estudo e que o estudante tenha interesse genuíno na área. Essa escolha estratégica garantirá uma orientação eficiente e promoverá um maior engajamento durante o projeto.

Além de evitar a escolha prematura de uma especialidade, a iniciação científica permite ao estudante abrir novas questões e iniciar estudos posteriores. Por meio do trabalho científico, o aluno aprende metodologia científica, revisita conceitos estabelecidos, encontra inspiração para novas pesquisas e pode propor soluções inovadoras. A criatividade desempenha um papel fundamental nesse processo, podendo levar a soluções surpreendentes.

CAPÍTULO 1

A pesquisa científica envolve frequentar bibliotecas virtuais, estudar, visitar ambulatórios, enfermarias e laboratórios, participar de reuniões científicas e receber orientação do orientador. É importante também considerar os aspectos éticos, obtendo parecer da comissão de ética em pesquisa da instituição.

Um dos primeiros passos na iniciação científica é a revisão da bibliografia existente sobre o tema escolhido. Essa revisão é fundamental para conhecer as pesquisas já realizadas, identificar lacunas no conhecimento científico e embasar as hipóteses a serem testadas. É importante buscar referências utilizadas por outras referências, ampliando o leque de informações e garantindo uma visão mais abrangente do assunto.

Após a revisão bibliográfica, é necessário planejar a pesquisa de forma detalhada. O tempo investido nesse planejamento e redação do projeto de pesquisa será bem empregado, facilitando a execução do estudo. É importante também consultar um estatístico, que auxiliará no cálculo do tamanho da amostra, garantindo resultados confiáveis. Realizar um teste-piloto em uma pequena amostra da população a ser estudada permite aprimorar a padronização do estudo e antecipar possíveis dificuldades, contribuindo para a qualidade da pesquisa.

Durante o desenvolvimento da pesquisa, é comum ocorrerem desafios e imprevistos. Lidar com essas situações adversas é uma excelente oportunidade de aprendizado, estimulando a capacidade de resolução de problemas e a adaptabilidade. Além disso, o uso de ferramentas de busca especializadas em Inteligência Artificial (IA) pode ser de grande ajuda. Além da busca por artigos, a IA pode auxiliar na análise e organização dos dados coletados, facilitando a interpretação dos resultados e contribuindo para a produção de conhecimento científico.

A inteligência artificial tem desempenhado também um papel cada vez mais relevante na interpretação de resultados de estudos científicos. Algoritmos de IA são capazes de identificar padrões e relações entre variáveis, fornecendo *insights* e evidências que podem orientar a tomada de decisões. Esse avanço tecnológico tem revolucionado a forma como a ciência é feita, permitindo avanços significativos em diversas áreas.

No entanto, é importante ressaltar que a inteligência artificial por si só não substitui o pensamento crítico e o raciocínio científico humano. Os pesquisadores continuam desempenhando um papel fundamental na formulação de perguntas de pesquisa, na avaliação de hipóteses e na interpretação dos resultados obtidos por meio da IA. A inteligência artificial é uma ferramenta poderosa que complementa e aprimora o pensamento científico, mas ainda depende da orientação e do conhecimento humano para seu uso correto e eficaz.

PROJETO DE PESQUISA

A criação de um projeto de pesquisa requer uma abordagem meticulosa. É composto por diversas etapas, todas elas de suma importância e que devem ser definidas antecipadamente.

Introdução e Justificativa

A introdução do projeto de iniciação científica para estudantes de medicina deve contextualizar o problema a ser investigado, abordando a importância e a relevância do tema escolhido. Deve-se fornecer uma visão geral da área de estudo e destacar lacunas no conhecimento científico existente, demonstrando a necessidade de desenvolver pesquisas que contribuam para avanços na área da saúde. A justificativa deve apresentar as motivações e os benefícios que serão obtidos com o projeto, como a geração de novos conhecimentos, a possibilidade de melhoria de diagnóstico e tratamento de doenças, entre outros.

Objetivos Gerais e Específicos

O objetivo geral do projeto de iniciação científica é o propósito geral a ser alcançado com a pesquisa. Por exemplo, desenvolver uma melhor compreensão da fisiopatologia de uma doença específica ou avaliar a eficácia de um determinado tratamento. Já os objetivos específicos são metas mais detalhadas e específicas que serão alcançadas para atingir o objetivo geral do projeto. Por exemplo, revisar a literatura científica sobre o tema, recrutar uma amostra de pacientes, coletar dados relevantes, realizar análise estatística, entre outros.

Metodologia

A metodologia deve ser descrita de forma detalhada, abordando a forma como o estudo será conduzido. No caso de estudos clínicos, é importante definir critérios de inclusão e exclusão dos participantes, detalhar as intervenções que serão realizadas, descrever as variáveis a serem avaliadas e especificar a forma de coleta de dados. Já em estudos básicos e translacionais, é necessário descrever os modelos e as técnicas utilizadas, os procedimentos de análise laboratorial, entre outros.

Tamanho de amostra e proposta de análise estatística: O tamanho de amostra deve ser definido levando em consideração a relevância clínica do estudo, a precisão desejada e as análises estatísticas a serem realizadas. Uma proposta de análise estatística deve ser apresentada, descrevendo as técnicas e testes a serem utilizados para verificar a hipótese de pesquisa.

Cronograma e Orçamento

O cronograma deve detalhar as atividades e os prazos para a realização do projeto. O orçamento deve incluir os recursos financeiros necessários para a execução da pesquisa, como materiais de laboratório, transporte, entre outros.

Referências
É importante fazer referência a estudos clássicos que fundamentem o trabalho proposto, bem como a referências atualizadas que embasem a pesquisa.

Anexos, Termo de Consentimento Livre e Esclarecido e Submissão para Comissão de Ética em Pesquisa
Os anexos podem incluir documentos relevantes para o projeto, como questionários, formulários de recrutamento de participantes, entre outros. O termo de consentimento livre e esclarecido deve ser elaborado para estudos clínicos envolvendo seres humanos, garantindo a ética e a proteção dos participantes. A submissão para a Comissão de Ética em Pesquisa é necessária para avaliação e aprovação ética do estudo, garantindo a segurança e o bem-estar dos envolvidos, seja em experimentos com seres humanos ou animais.

BOLSAS DE INICIAÇÃO CIENTÍFICA
Existem diversos tipos de bolsas de iniciação científica disponíveis no Brasil, oferecidas por agências de fomento e instituições de ensino superior. Alguns exemplos são:

1. *Fapesp (Fundação de Amparo à Pesquisa do Estado de São Paulo):* A Fapesp é uma das principais agências de financiamento à pesquisa no Brasil e oferece bolsas de iniciação científica para estudantes de graduação em diferentes modalidades, como a Bolsa de Iniciação Científica (BIC) e a Bolsa de Iniciação Científica em Empresas (BIC-EMPRESA).
2. *CNPq (Conselho Nacional de Desenvolvimento Científico e Tecnológico):* O CNPq é uma agência federal de fomento à pesquisa e oferece bolsas de iniciação científica por meio do Programa Institucional de Bolsas de Iniciação Científica (PIBIC), que permite aos estudantes desenvolverem projetos de pesquisa junto a pesquisadores qualificados.

Além das bolsas nacionais, existem também oportunidades de intercâmbio com outros países, como programas de cooperação internacional financiados por agências, como a CAPES e o CNPq. Esses programas possibilitam que os estudantes de iniciação científica realizem parte de seus estudos em instituições estrangeiras, ampliando seu conhecimento acadêmico e cultural.

É importante ressaltar que os candidatos devem desenvolver projetos de pesquisa competitivos, que estejam de acordo com o nível de iniciação científica. A qualidade e a originalidade do projeto são critérios essenciais para a concessão da bolsa. Além disso, é possível que os bolsistas tenham a oportunidade de renovar suas bolsas, dependendo do seu desempenho ao longo do período de vigência.

Ser bolsista de iniciação científica é um diferencial no currículo acadêmico e pode proporcionar vantagens aos estudantes que desejam pleitear bolsas de pós-graduação no Brasil e no exterior.

CONSIDERAÇÕES FINAIS

O sucesso na pesquisa de iniciação científica depende tanto da geração de boas ideias quanto do esforço dedicado para transformá-las em realidade.

É preciso perseverança para não apenas apresentar esses pensamentos científicos em congressos acadêmicos, mas principalmente buscar a publicação em periódicos indexados. Para os estudantes de graduação na área de Saúde, além de adquirir conhecimento, é fundamental exercitar o raciocínio científico em situações cotidianas, especialmente ao lidar com os pacientes.

Resumindo, o pensamento científico continua sendo a base para a produção de conhecimento, e a inteligência artificial surge como uma valiosa aliada que pode potencializar e transformar esse pensamento. No entanto, é essencial que os pesquisadores continuem exercitando o pensamento crítico e o raciocínio científico para garantir a produção de conhecimento válido e confiável.

Assim, aos estudantes de graduação em medicina, encorajamos a não apenas investir na aquisição de conhecimento, mas também a se engajar ativamente na pesquisa e no pensamento científico, pois isso pode expandir seus horizontes acadêmicos, abrir portas para novas oportunidades e contribuir para o avanço do conhecimento na área da saúde.

BIBLIOGRAFIA

Azevedo BA. Metodologia científica ao alcance de todos. Barueri: Manole; 2018.
Conselho Nacional de Desenvolvimento Científico e Tecnológico https://portal.cnpq. br. Acesso em 10/01/2024.
Fundação de Amparo à Pesquisa do Estado de São Paulo. https://fapesp.br. Acesso em 10/01/2024.
Houaiss A, Villar MS, Franco FMM. Dicionário Houaiss da língua portuguesa. Rio de Janeiro: Objetiva; 2001.
Moraes IN. Elaboração da pesquisa científica. Rio de Janeiro: Atheneu; 1990.

PROJETO DE PESQUISA

CAPÍTULO 2

Cinira Assad Simão Haddad

CONCEITOS INICIAIS

A saúde e a ciência precisam andar juntas e em constante evolução. A especificidade da pesquisa cientifica em saúde impõe uma necessidade contínua de atualização para definição de condutas, de incidência de doenças, relação causa e efeito, critérios para diagnóstico, entre outros. A tecnologia cresce exponencialmente e temos em nossas mãos cada vez mais possibilidades de aperfeiçoamento, mas nada acontece sem a pesquisa científica.

Toda pesquisa inicia-se de uma pergunta, que pode ser clínica ou surgir de algum problema que mereça ser investigado. O tema deve ser bem delimitado, mas os detalhes da investigação devem fazer sentido para a pesquisa e principalmente responder a dúvida inicial. Toda ideia que instigue a necessidade de uma busca científica deve ter uma revisão literária que antecipe sua execução ou a escrita do projeto científico. A leitura dos artigos científicos atuais é essencial para aperfeiçoar as etapas de um projeto, tendo conhecimento, desta forma, sobre o que já existe de publicações sobre o tema em questão e quais problemas ainda devem ser averiguados ou estudados.[1]

Cada tema de interesse pode merecer um tipo de estudo; por exemplo, assuntos abundantemente já pesquisados e com alguns ensaios clínicos já publicados trazem a necessidade de uma revisão sistemática, com ou sem metanálise, para a definição apropriada de condutas em saúde. Já os estudos originais são aqueles que provavelmente determinam uma pesquisa de campo ou prática, como os ensaios clínicos, que podem ser úteis para a comprovação de um tratamento específico ou, no caso de certas doenças, que podem requerer estudos de coortes para estudar relação de causa e efeito ou caso-controle. Portanto, a ideia inicial tem que seguir associadamente à metodologia proposta para que, por fim, as conclusões respondam aos objetivos que se quer alcançar.[2]

9

Desta forma, o projeto de pesquisa deve seguir alguns critérios e um raciocínio lógico que nos leva a delinear as ideias e sequenciar as ações, com um planejamento prévio. Devem constar de um planejamento inicial respostas à algumas determinadas perguntas, que são: "O que fazer?" "Como?" "Para quem?" "Para que?" "Quando?" "Onde?".[3,4]

Os projetos de pesquisa podem ter particularidades, a depender de cada instituição, mas, de uma forma geral, seguem algumas regras e critérios básicos.[5] Os que necessitam aprovação dos Comitês de Ética em Pesquisa são aqueles que abordam o ser humano de qualquer forma, direta ou indiretamente, seja presencial, *on-line*, com entrevistas ou tratamentos, e também quando somente utilizam documentos ou prontuários dos serviços de saúde, devendo respeitar todos os princípios éticos que constam da Resolução 466 do Conselho Nacional de Saúde de 2012.[6]

A escrita gramaticalmente correta é indispensável e o primeiro item a ser obedecido ao escrever de modo científico um projeto de pesquisa. A escrita científica também depende de linguagem mais formal, clareza, precisão, coerência, termos específicos e atualizados sobre o tema, bem como de referencial teórico oportuno. O projeto, assim como qualquer escrita científica, deve utilizar a terceira pessoa e descartar a primeira pessoa, desta forma, substituindo termos como "meu estudo" e "nossos resultados" por "neste estudo" e "de acordo com os resultados a serem encontrados nesta pesquisa", garantindo a impessoalidade da redação.[1,2]

ESCOLHA DO TEMA

A escolha do tema para a pesquisa científica é elementar e deve ter relevância clínica, originalidade, possibilidade de criar subitens específicos e ter viabilidade acadêmica, inclusive, relacionada com as questões éticas.

É de suma importância que se faça, com antecedência, uma busca na literatura atual em bases de dados científicos, para que o tema seja realmente definido dentro das necessidades acadêmicas e científicas.[1,5]

FORMULAÇÃO DO PROBLEMA

A pergunta científica é determinante para definir os outros itens do projeto. O pesquisador pode ter mais de uma pergunta e todas devem centrar o tema e permitir formular estratégias para chegar exatamente ao problema a ser estudado. Não devem ser vagas ou amplas demais, sendo importante serem claras, diretas e precisas. Por exemplo, "qual tratamento é mais efetivo para esta doença?" ou "quais complicações são decorrentes desta cirurgia?" ou, ainda, "essa doença tem quais fatores de risco?"[2]

Após a pergunta principal, outras secundárias virão, relacionadas com a relevância clínica e a viabilidade da pesquisa, como: "o tempo que tenho é adequado para responder essa pergunta?" ou "tenho recursos financeiros

ou tecnológicos para executar esta pesquisa?" ou, ainda, "é importante esse problema para a área do conhecimento?"[5] É essencial frisar que, dependendo do intuito do projeto, o aprofundamento das questões pode variar. Por exemplo, em um projeto para trabalho de conclusão de curso (TCC) ou iniciação científica (IC), como são realizados por graduandos, o avanço do conhecimento é menor, pois destina-se à formação do aluno, diferentemente de projetos efetivados por programas de mestrado, doutorado ou para concursos docentes, os quais devem ser mais comprobatórios e oferecer um alto avanço do conhecimento científico.[1]
Por fim, questões éticas devem ser levadas em consideração. Todo estudo com seres humanos deve respeitar a Resolução nº 466/2012, do Conselho Nacional de Saúde, que estabelece que a Ética da pesquisa implica respeito ao participante em sua dignidade e autonomia, inclusive ponderação entre riscos e benefícios, tanto conhecidos como potenciais, individuais ou coletivos; garantia de que danos previsíveis serão evitados e relevância social da pesquisa. É importante salientar que direitos e deveres dos participantes devem ser assegurados, considerando os princípios de equidade, justiça, beneficência e não maleficência, principalmente com métodos de pesquisa ainda não comprovados cientificamente.[2,6]

HIPÓTESES

A partir da pergunta na construção do problema, é possível ter as hipóteses, ou seja, a resposta que você espera encontrar, a expectativa ou suposição de resultados no estudo. A elaboração da hipótese deve respeitar concepções reais do que seu método consegue responder e levar em conta a viabilidade do estudo. Um cuidado é sempre importante, pois hipóteses irreais podem levar a pesquisa a risco, caso o pesquisador possa querer atingi-la a todo custo. Exemplos de hipóteses podem ser: "o tratamento A é melhor que o B para esta doença", podendo ter justificativas ou não, ou, também, "após essa cirurgia, espera-se encontrar um número alto de complicações," mencionando as mesmas. Ou, ainda, conseguir citar alguns fatores de risco esperados para tal doença.[2] Como características, a hipótese deve ser plausível, ter consistência lógica, ter relevância e compatibilidade com a ciência.[7]
Na investigação clínica, uma hipótese especifica são as relações entre dois fenômenos ou entre duas variáveis. Variáveis em pesquisa podem ser consideradas qualquer item numérico ou classificatório; por exemplo, idade, temperatura, sexo e classe social. A relação entre variáveis não necessariamente é de causalidade ou de influência, embora possam ser representadas também desta forma. Por exemplo, "a idade está relacionada com o maior risco de osteoporose", mas outros fatores podem ser associados ou ter causalidade neste caso. No tópico "desfechos" deste capítulo, será explicado também sobre como as variáveis são dependentes ou independentes.[2]

JUSTIFICATIVAS

As justificativas de um estudo confluem muito com a formulação do problema e a determinação dos objetivos, porém não se deve fazer confusão na elaboração de cada um.

Quando há motivação ou necessidade de uma investigação científica e uma pergunta encoraja a realização da pesquisa, ou quando ainda restam dúvidas e falhas na literatura científica relacionadas com o tema principal, consegue-se justificar a realização da pesquisa. Por exemplo, se as perguntas seguintes não têm resposta definitiva, é possível justificar a realização da pesquisa, com a necessidade da busca por essas respostas: "qual abordagem terapêutica é melhor para uma situação patológica específica," ou "qual exame é mais fidedigno para a determinação de uma doença," ou "qual é o real impacto de um rastreamento," ou, ainda, "quais complicações poderiam ser evitadas com alguma técnica específica em detrimento de outra?". Desta forma, a justificativa deve ser descrita utilizando um referencial teórico e enfatizando a necessidade de mais evidências no determinado assunto, e mostrando a importância da realização do estudo para responder essas perguntas.[4,7]

A justificativa, portanto, deve mostrar a relevância daquele estudo, com o objetivo de acréscimo de conhecimento ou informações acerca de um tema não esclarecido. É de extrema importância essa justificativa, principalmente, para agências de fomento financiadoras de pesquisa.[1]

OBJETIVOS

Os objetivos da pesquisa são determinados pelo que, essencialmente, o pesquisador quer encontrar. Eles são a intenção principal da pesquisa e não devem ser confundidos com o problema ou com as justificativas do estudo. No projeto, são descritos em um tópico, mas também podem ser colocados resumidamente no final da introdução, dando sequência à justificativa da pesquisa e propondo, portanto, a nova busca a que o estudo se propõe.[8] Os objetivos devem estar totalmente claros, diretos e concisos e são escritos com um verbo no infinitivo, como, por exemplo, "analisar", "identificar", "avaliar", "determinar", "caracterizar", "descrever" etc.[2]

Abaixo estão alguns exemplos de objetivos de acordo com os tipos de pesquisa:[9]

A) Pesquisa descritiva: "descrever", "caracterizar", "identificar a posição", "conhecer sobre".

B) Pesquisa de associação: "avaliar se A está relacionado com B", "testar se A é indicador de B", "checar se há correlação positiva (ou negativa) entre A e B.

C) Pesquisa de interferência: "investigar se A afeta B", "testar se A implica na ocorrência de B", "analisar se A depende de B" (aqui podem existir mecanismos e ações de causa e efeito nos dados).

É importante que haja sempre um objetivo geral primário que delimite a ideia central do estudo englobando todas as questões a serem analisadas ou estudadas. Os objetivos específicos ou secundários complementam e detalham o objetivo geral. Podem ser citados nos objetivos as variáveis a serem analisadas, a população a ser estudada, o local onde se encontram, bem como o instrumento para estratégia de avaliação e o recurso de tratamento, se assim for a proposta do estudo em questão.[8]

As metas propostas nos objetivos devem ser rigorosamente cumpridas e a metodologia da pesquisa deve ser capaz de, em sua execução, responder a estes objetivos. Lembre-se que as conclusões devem responder aos objetivos e, portanto, o estudo deve ser delineado com esse propósito.

INTRODUÇÃO

A introdução é o início do projeto de pesquisa e é útil para contextualizar sobre o assunto a ser estudado. Embora ela possa ser elaborada após a decisão do tema, problema, objetivos, justificativas e hipóteses, ela vem em primeiro lugar na estrutura de um projeto de pesquisa científica, somente após a parte pré-textual. A introdução resume o referencial teórico principal do estudo, proporcionando ao leitor uma ideia geral do assunto, em abordagem direcionada e específica e argumenta sobre a importância da pesquisa.[2]

É uma fundamentação teórica, que pode, inclusive, justificar a realização da pesquisa e deve seguir uma ordem lógica de apresentação do assunto, primeiramente dando uma visão global do tema, citando definições, incidências e critérios gerais do que se tratará a pesquisa; depois disso, a introdução deve direcionar-se melhor aos objetivos do estudo, oferecendo conceitos de citações bibliográficas já realizadas sobre o assunto e permitindo a compreensão de quais problemas serão solucionados com a pesquisa. Como já foi citado, ao final da introdução, geralmente são descritas as justificativas e, finalmente, os objetivos principais do estudo.[8]

É importante utilizar referências bibliográficas atuais que possam ser discutidas e comparadas entre si, além da apresentação da síntese descritiva teórica. Mesmo que seja uma pesquisa inédita e original, a introdução deve abranger uma breve fundamentação teórica sobre o tema.[1,2] As citações das referências no texto podem ser diretas, por exemplo, no início da frase: "segundo Ortiz et al. (2020), a força muscular pode ser classificada em 5 graus" ou citações referentes, no final do parágrafo, "A força muscular pode ser classificada em 5 graus (Ortiz et al., 2020)".[4,10,11]

METODOLOGIA

Esse item, no projeto de pesquisa, pode ser considerado um dos ou o mais importante. É necessário que seja detalhado o máximo possível, em sequência lógica, em escrita compreensível, objetiva, citando todas as fases do estudo e considerando a ordem cronológica dos procedimentos, bem como deve-se explicar todos os instrumentos a serem utilizados. É importante considerar que o leitor possa não ser familiarizado sobre o tema e que ele deve entender exatamente qual será a metodologia do seu estudo.[5]

Desenho de Estudo

A concepção de desenho de estudo envolve a identificação do tipo de abordagem metodológica que se utiliza para responder à pergunta principal da pesquisa, possibilitando definir as características do estudo em relação a população e amostra, unidade de análise, existência ou não de intervenção aos indivíduos, tipo de seguimento, entre outros.[1] Existem vários desenhos de estudos científicos e basicamente podemos dividi-los em descritivo ou exploratório, sendo o exploratório os estudos práticos, que podem ser observacionais ou de intervenção. No Quadro 2-1, estão demonstrados de forma resumida os tipos de estudo mais comuns.

Quadro 2-1. Características principais dos diferentes tipos de estudo

	1. Interferência no estudo
A) Observacional	O pesquisador simplesmente observa o paciente, as características da doença ou transtorno e sua evolução, sem intervir ou modificar qualquer aspecto
B) Intervencional	O pesquisador interfere pela exclusão, inclusão ou modificação de um determinado fator, geralmente propondo soluções a algum problema investigado
	2. Tipo de unidade do estudo
A) Pesquisa clínica (ensaio clínico, *trial*)	Estudos que envolvem pacientes (humanos)
B) Pesquisa experimental	São os estudos que envolvem modelos experimentais, como animais experimentais, cadáver e cultura de células e tecidos

(Continua)

Quadro 2-1. *(Cont.)* Características principais dos diferentes tipos de estudo

	3. Período de seguimento do estudo
A) Longitudinal (estudo com seguimento, sequencial, *follow-up*)	Estudos que se propõem a estudar um processo ao longo do tempo para investigar mudanças, ou seja, refletem uma sequência temporal de fatos. Podem ser prospectivos ou retrospectivos
B) Transversal (seccional, *cross sectional*)	São estudos em que a exposição ao fator ou à causa está presente ao efeito no mesmo momento ou intervalo de tempo analisado. Esse modelo apresenta-se como uma fotografia ou corte instantâneo que se faz numa população por meio de uma amostragem, examinando-se, nos integrantes da casuística ou amostra, a presença ou ausência da exposição e a presença ou ausência do efeito (ou doença)
	4. Direcionalidade temporal do estudo
A) Prospectivo (estudo concorrente)	Monta-se o estudo no presente, e ele é seguido para o futuro. Apresenta as exigências inerentes à padronização e qualidade das informações colhidas
B) Retrospectivo (estudo não concorrente)	Realiza-se o estudo a partir de registros do passado, e é seguido adiante a partir daquele momento até o presente. É fundamental que haja credibilidade nos dados de registros a serem computados
	5. Controle comparativo no estudo
A) Não controlado (estudo de casos, estudo "antes e depois", estudo da relação estímulo/efeito, relato de caso, estudo-piloto)	Trata-se das pesquisas clínicas nas quais se registram os dados relativos à observação clínica ou laboratorial, de grupos de indivíduos portadores de uma doença, sem utilizar um grupo de controle ou placebo. As doenças pouco conhecidas podem, em fases incipientes, ser pesquisadas por meio de investigações não controladas. Comumente é utilizado em estudos descritivos para cálculos de frequência, como de sinais e sintomas
B) Controlado	São as pesquisas que envolvem o estudo de "grupo de casos" e um "grupo de controle", quando os conhecimentos sobre uma doença estão mais avançados. O grupo de controle deve ter seus integrantes o mais semelhantes possível daqueles do grupo de casos (experimental). Diferem apenas pelo fato que o primeiro vai receber o placebo ou o tratamento já consagrado, e o segundo o novo tratamento proposto ou um fator de exposição

(Continua)

Quadro 2-1. *(Cont.)* Características principais dos diferentes tipos de estudo

6. Tipos de frequência do estudo

A) Estudos de prevalência (transversais, detecção de casos, *screening*)	A prevalência de uma doença ou transtorno é medida pelo cálculo da proporção entre o número de pessoas acometidas (casos) e as que estão saudáveis. São levantamentos "fotográficos" de uma população de indivíduos, incluindo casos e não casos, constituindo-se em estudos transversais
B) Estudos de incidência (longitudinais)	A incidência é medida pela proporção de um grupo inicialmente livre de uma condição clínica, e que a desenvolve depois de um período determinado, ou seja, é o estudo de casos novos ou de desfechos novos de uma doença específica. São detectados ao longo do tempo, sendo possível calcular estimativa de risco
C) Estudos de acurácia (teste de acurácia)	Trata-se de um tipo de pesquisa utilizada para que determinado novo teste diagnóstico, que está sob estudo, garanta que seu resultado positivo indique, realmente, a presença de uma doença, e que seja negativo na real ausência dela

7. Aleatorização amostral (casualização, randomização)

A) Não aleatorizado	A amostra é decidida por conveniência. Pode pressupor distorções nos resultados em consequência da casuística ou a amostragem poder estar viciada por possíveis tendenciosidades
B) Aleatorizado	Os integrantes de todos os grupos amostrais da pesquisa (controle e experimentais) serão sorteados para pertencerem a um dos grupos, e sem propiciar nenhuma possibilidade de previsão da alocação. Minimiza vieses e possibilita a comparabilidade entre os grupos amostrais (análise estatística). É necessário pormenorizar o método utilizado para realizar a aleatorização

(Continua)

Quadro 2-1. *(Cont.)* Características principais dos diferentes tipos de estudo

	8. Relação temporal entre exposição-efeito/doença do estudo
A) Estudos tipo coorte (estudo de seguimento, *cohort study*)	Os indivíduos são divididos como expostos e não expostos a um fator em estudo, e são seguidos durante um determinado período para verificar a incidência de uma doença ou situação clínica. Portanto, o parâmetro a ser estudado é a presença ou não da doença. Compara-se a proporção dos que ficaram doentes dentre os expostos, e a proporção dos que ficaram doentes entre os não expostos. Quando prospectivo, geralmente, é um estudo demorado e oneroso. O estudo de coorte retrospectivo (coorte histórica) é vantajoso em relação ao custo, porém está mais sujeito a vieses, inclusive de memória dos participantes e na seleção dos casos
B) Estudos tipo caso-controle (estudo caso-referência, *case-control study*)	Nesse modelo, após o pesquisador distribuir as pessoas como doentes ou portadoras de uma situação clínica e não doentes ou não portadoras da situação clínica, verifica-se, retrospectivamente, se houve exposição prévia a um fator entre os doentes e os não doentes. As pessoas doentes ou portadoras são denominadas "casos", e as não doentes ou não portadoras de "controle". Portanto, o parâmetro a ser estudado é a exposição ou não a um fator. Comparam-se as proporções de exposição prévia a determinado fator, entre os doentes e os não doentes. São modelos de estudo analíticos, longitudinais e retrospectivos. Podem ser utilizados para doenças menos comuns, para reduzir tempo de coleta
	9. Intervenção terapêutica em seres humanos no estudo
A) Ensaio clínico controlado aleatorizado (paralelo; *randomized clinical trial, parallel group trial*)	É formulado para determinar o tratamento mais apropriado nos futuros pacientes com a mesma doença. O estudo compara simultaneamente dois grupos de indivíduos, um dos quais recebe a intervenção de interesse (grupo experimental) e o outro é um grupo de controle. É considerado longitudinal e prospectivo, pode ser aleatorizado e com mascaramento. Define-se, no início do estudo, o que se considera o resultado do ensaio (desfechos) como, por exemplo, cura após período de tempo definido, ou redução da taxa sérica de uma substância numa determinada porcentagem
B) Ensaio clínico controlado cruzado (ensaio sequencial, *crossover clinical trial*)	Trata-se de um delineamento no qual a metade de um grupo de pacientes recebe um tratamento, como, por exemplo, um fármaco, e a outra metade, o tratamento de controle (placebo). Após uma pausa temporal (*washout period*), faz-se uma inversão, com a primeira metade recebendo o placebo e a segunda o tratamento em estudo. Porém, deve-se afastar a possibilidade que o tratamento ou sua falta, na primeira fase, não tenha repercussão na segunda fase

(Continua)

Quadro 2-1. *(Cont.)* Características principais dos diferentes tipos de estudo

10. Mascaramento no estudo (estudo com ocultação, *blinding*)	
A) Aberto (*open, open label, open clinical trial*)	Não há mascaramento. Todos os pesquisadores integrantes da equipe de investigação, assim como todos os pacientes envolvidos, sabem a que grupo pertence cada indivíduo da casuística, ou seja, se ao grupo de controle ou ao(s) grupo(s) experimental(is)
B) Unicego (*blind, single masked*)	É a condução da pesquisa na qual apenas a equipe de investigação sabe qual foi o tipo de tratamento instituído em cada paciente, ou a que grupo cada paciente pertence; os pacientes não sabem
C) Duplo-cego (*double-blind*)	É a condução da pesquisa sem que os membros da equipe e das pessoas que lidam com os pacientes, os investigadores que coletam os resultados, e tampouco os pacientes saibam a que grupos eles pertencem, se ao grupo de controle ou ao grupo experimental. Apenas uma pessoa da equipe, a qual não vai lidar com os pacientes, e nem avaliar os resultados, sabe quem pertence a cada grupo. Os tratamentos (experimental e controle) devem ter a mesma padronização. O método do mascaramento também deve ser sistematicamente pormenorizado
11. Procedência da equipe de investigação do estudo	
A) Centro único	Os integrantes da pesquisa pertencem a apenas uma instituição de pesquisa, universitária ou não
B) Estudo multicêntrico	Trata-se de estudo cooperativo entre diversas instituições. Permite a obtenção de casuísticas maiores (*megatrials*)

Fonte: Hochman B, Nahas FX, Oliveira Filho RS, Ferreira LM, 2005.[12]

População e Local

A metodologia deve iniciar reforçando o tipo de estudo a ser realizado e deixar claro que, no caso de pesquisas com seres humanos, toda coleta só dará início após aprovação do Comitê de Ética em Pesquisa (CEP). Entendem-se pesquisas por seres humanos a forma direta ou indireta, presencial ou virtual, incluindo também, análises de prontuários ou registros em saúde. Na necessidade de utilização de dados de prontuários, dados demográficos, entre outros, é considerado o uso de fontes secundárias e isso deve estar relatado no projeto.[4]

A população e o local da pesquisa devem ser citados, e como será a abordagem desses participantes, expondo a importância e que, prioritariamente, todo participante deve ler, entender e assinar o Termo de Consentimento Livre e Esclarecido (TCLE), sendo possível o participante eliminar todas as suas

dúvidas antes, durante ou após sua participação no estudo, bem como negar-se a participar, sem qualquer prejuízo ao seu acompanhamento de saúde na instituição. Todas as informações relevantes e indispensáveis de um TCLE estão no tópico Apêndices deste capítulo.[5]
É substancial ter conhecimento do tamanho da amostra necessária para o estudo, de preferência, tendo feito previamente o cálculo amostral, com base em literatura e utilizando cálculos estatísticos adequados. A estimativa de seres humanos abordados no estudo, direta ou indiretamente, deve ser mencionada.

Método de Coleta de Dados
Para cada objetivo predeterminado, deve ser descrita a metodologia que seja capaz de alcançá-lo. A escrita deve seguir a ordem cronológica da pesquisa, acompanhando um plano de execução, independentemente do número de fases da pesquisa, que pode ser uma ou mais.[7] Os instrumentos de coleta de dados deverão ser citados no texto e colocados como apêndice ou anexo no final do projeto, sendo o primeiro os documentos elaborados pelo próprio pesquisador, por exemplo, fichas de avaliação, coleta de dados de anamneses relevantes para o estudo; o segundo, documentos já validados por outros autores, como escala, questionários de qualidade de vida ou de avaliações específicas do tema do estudo. Deve-se colocar sempre a referência da validação desses instrumentos na descrição da metodologia e citar também quais as abordagens principais do instrumento, assim como o tempo que o pesquisador pode levar na coleta de dados. Adicionalmente, deve ser apontada a necessidade de repetições em diferentes momentos desses instrumentos de coleta de dados, representando reavaliações ou seguimento, por exemplo, antes e após um tratamento proposto pelo estudo.[1,5]

Caso o estudo seja um ensaio clínico, estudo piloto, estudo de caso ou qualquer outro tipo que proponha um tratamento aos participantes, o detalhamento é indispensável. Deve conter tempo de aplicação, frequência, dose, quantidade, número de séries, intervalos e todos os pormenores que constam na proposta. Também deve ser bem explícita, se for o caso, a divisão em mais de um grupo de tratamento e, da mesma forma, deve-se detalhar cada particularidade sobre a intervenção de cada grupo, inclusive se houver grupo de controle, principalmente com ação de efeito placebo.[1] É extremamente necessário que todas as intervenções sejam baseadas em evidências científicas e que, mesmo aqueles tratamentos a que se queira testar, não ofereçam riscos potenciais aos participantes ou não tenham nenhum sentido para a doença em questão. Deve-se também citar que os participantes do grupo de controle ou placebo, após a finalização da pesquisa, podem ter a chance de receber o tratamento padrão-ouro ou o tratamento testado no estudo, caso este apresente melhores resultados.[7]

CRITÉRIOS DE INCLUSÃO E EXCLUSÃO

Dando sequência à metodologia, é imperativa a definição dos critérios de inclusão e exclusão do estudo, ou seja, primeiramente são definidos os participantes-alvo, aqueles que devem fazer parte e serão incluídos, levando em consideração, idade, sexo, ser portador de alguma doença, participante de algum grupo em específico, que frequentam algum local ou tenham algum hábito específico, entre outros. Depois disso, é possível descrever, dentro dessa população, o que deve ser excluído, por exemplo, "que tenham outras morbidades metabólicas associadas", "que possuam limitações físicas que os impeçam de fazer determinada atividade" ou "que tenham afecções cognitivas, pois não conseguirão responder ao questionário utilizado na pesquisa" ou, ainda, "que tenham realizado tratamento prévio à doença que está sendo estudada".

É fundamental dar atenção aos critérios de exclusão, pois estes não devem ser termos que são simplesmente opostos aos de inclusão, por exemplo, mulheres são critérios de inclusão, portanto, já está implícito que homens não estariam no estudo e, portanto, este não pode ser considerado um critério de exclusão; devem, então, ser exceção dentro da população já incluída. É oportuno também citar nos critérios de exclusão as possíveis especificações de retirada do participante no decorrer do estudo, exemplificando: "realizar no mínimo 70% do tratamento proposto" ou "comparecer pelo menos à avaliação inicial e final".[7,13]

RISCOS E BENEFÍCIOS

Um item de extrema importância é a apresentação dos riscos e benefícios do estudo. Os benefícios podem ser de inúmeras versões, mas abrangem principalmente a esfera vantajosa de conseguir produzir ciência e poder evidenciar intervenções mais propícias ou de maior efeito ou efetividade para determinada situação, podendo gerar, para o futuro, ações mais assertivas e direcionadas em saúde. Já os riscos devem ser mais minuciosa e cuidadosamente certificados e descritos. O risco em pesquisa é a possibilidade de dano, prejuízo, lesão ou outra consequência adversa às pessoas como resultado de sua participação no estudo.[14] Há de considerar-se todos os possíveis problemas advindos da pesquisa e dos métodos utilizados, que vão desde, a título de exemplo, contaminações, infecções, sangramentos, quedas, fadiga, dor muscular, lesões, hematomas, equimoses, desconfortos, dores, inclusive risco de morte, a, até mesmo, riscos mínimos como vergonha, constrangimento, cansaço ou inaptidão ao propósito do estudo. Nesta mesma concepção, inclui-se a aplicação de questionários, no qual esses riscos mínimos podem estar presentes. Além disso, riscos psicológicos devem ser citados, dependendo da abordagem do estudo, principalmente aqueles que podem tratar de questões íntimas, lembranças, memórias ou que coloquem o indivíduo em situações de estresse. Dessa forma, os riscos em uma pesquisa científica podem ser mínimos, baixos, médios e altos.[14,15]

Atualmente, pelo avanço do ambiente virtual e pela disponibilidade da internet e redes sociais, bem como pela liberação do atendimento de modo remoto pelos conselhos profissionais de saúde, vêm crescendo as pesquisas realizadas no modo *on-line*, que podem englobar tanto consultas como avaliações feitas no modo ao vivo ou disparos de questionários como forma de *link* para que o participante envie a resposta, podendo ser de forma anônima ou não. De qualquer forma, a Secretaria Executiva do Conselho Nacional de Saúde – Comissão Nacional de Ética e Pesquisa, em uma carta-circular em março de 2021, determinou as orientações para procedimentos em pesquisas com qualquer etapa em ambiente virtual, inclusive telefônico, com regras em relação à submissão do protocolo ao sistema CEP/CONEP, o qual deve seguir as mesmas normas documentais e metodológicas que os estudos presenciais, e acrescentar a afirmação dos riscos relativos ao ambiente virtual, em função dos limites das tecnologias utilizadas, informando ao participante as limitações dos pesquisadores em assegurar total confidencialidade e potencial risco de violação de dados. Outros itens importantes para a metodologia de pesquisas em ambientes virtuais são apresentados com detalhes neste documento.[16]

Ainda sobre pesquisas no ambiente virtual, destacam-se algumas possíveis falhas que devem ser levadas em consideração: baixa adesão ou adesão dupla, pessoas que não se enquadrem no perfil ou viés de seleção, baixa habilidade técnica para questionários *on-line*, dificuldade da compreensão das regras de participação, impessoalidade, falta de privacidade e insegurança dos participantes, e dificuldade da amostra ser realmente a representatividade da população.[1]

METODOLOGIA DE ANÁLISE DE DADOS

Neste item, deve ser descrito o método estatístico de análise de dados, seja ele descritivo ou utilizando testes estatísticos específicos de comparação, associação ou correlação de amostras. A análise de dados deve ser compatível com o tipo de dados do estudo, podendo ser qualitativo, quantitativo ou misto.[8] Cite-se o possível uso de *software* de programas estatísticos de análise de dados e também a significância estatística adotada pelo estudo, que geralmente é de 0,05 ou 5%.[1]

DESFECHOS

Desfecho em uma pesquisa diz respeito ao item avaliado por ela. É a variável estudada, geralmente atrelada ao objetivo, e deve ser definida antes do início da pesquisa. Portanto, o desfecho primário pode estar relacionado com o objetivo primário ou principal e, da mesma maneira, o desfecho secundário, com os objetivos secundários ou complementares.

Exemplos de desfechos são: melhora ou piora da qualidade de vida, índice de mortalidade ou sobrevivência, diferença de cura da doença na comparação do grupo de tratamento e controle. Atenção aos desfechos muitos gerais ou ambíguos, por exemplo, se o estudo em questão analisa a cura ou resolução de uma úlcera de decúbito, pois esse é o desfecho principal ou primário; então, achados como aumento de vascularização ou aumento de tecido de granulação podem ser desfechos secundários, mas não se pode afirmar que os itens secundários levarão necessariamente à cura da úlcera e, consequentemente, ao alcance positivo do desfecho principal.[7,13,17]

Há também que se levar em conta que as variáveis do estudo podem ser dependentes ou independentes. A variável independente é aquela que se acredita ser a causa de algum efeito; pode-se ter duas variáveis independentes quando a ocorrência de uma não afeta a ocorrência da outra. A variável dependente pode ser afetada por alguma mudança da variável independente. Por exemplo, análise da quantidade de horas estudadas por um aluno e suas notas das provas; variável independente são as horas do estudo, e variável dependente são as notas, já que as notas podem variar conforme a quantidade de horas estudadas. Observe que a mesma variável pode ser independente no estudo e dependente em outro, por exemplo, horas de estudo e tempo de deslocamento da escola para casa: quando o tempo é maior, há menos horas livres para o estudo e, neste caso, hora de estudo torna-se variável dependente. Portanto, é necessário ter uma compreensão bem clara sobre o que se pretende analisar e pesquisar em cada caso, já que objetivos, metodologia e resultados esperados pelas variáveis devem estar alinhados.[7,17]

CRONOGRAMA

O cronograma é parte elementar em um projeto de pesquisa, tornando possível demonstrar a organização e a viabilidade do estudo. Deve conter todas as fases, desde a busca por referências e elaboração do projeto, até a execução completa da pesquisa e entrega do impresso final, e, se for o caso, publicação do artigo. Tenha atenção especial à data do primeiro recrutamento, na coleta de dados, que deve estar programada para acontecer somente após a aprovação da pesquisa no CEP. Sendo assim, é necessário saber qual será a data da próxima reunião do CEP em questão e planejar com folga o início da coleta.[5,13] Um exemplo de cronograma pode ser observado no Quadro 2-2.

Quadro 2-2. Exemplo de cronograma utilizado para projetos de pesquisa científica em saúde

Meses/Atividades	FEV	MAR	ABR	MAI	JUN	JUL	AGO	SET	OUT	NOV	DEZ
Escolha e delimitação do tema	X										
Compilação de artigos e busca de referências	X	X									
Elaboração do projeto		X	X								
Envio ao Comitê de Ética em Pesquisa			X								
Coleta de dados				X	X	X	X				
Análise de dados							X	X			
Finalização do texto								X	X		
Finalização do artigo final										X	X

Fonte: Elaborado pela autora.

CUSTO

Aqui deve ser explicitado todo o orçamento financeiro e previsão de gastos do estudo que deve incluir todas as minúcias, entre elas, gasto com impressão, canetas, transporte e viagens, material de consumo, pagamentos a serviço de terceiros a até elementos como equipamentos ou material permanente, instrumentos de pesquisa, *softwares* etc. Vale contemplar também custos com a publicação e tradução do artigo final. O orçamento torna-se significante principalmente quando há recursos de instituições de fomento, financiamento ou patrocinadoras do estudo, que delimitam prazos e exigem minuciosamente o cronograma da pesquisa.[5,13,18]

REFERÊNCIAS

Já faz parte dos elementos pós-textuais e é parte obrigatória de qualquer projeto e essencial para a escrita atualizada e baseada em evidências cientificas. A literatura que baseia todo o projeto deve ser recente, porém, em alguns casos, pode haver necessidade de citações padrões ou históricas, que podem ser indispensáveis para trazer alguns conceitos elementares à escrita. A referência do projeto torna-se base para as orientações do estudo posteriormente finalizado. Pode ser constantemente alterada durante a elaboração da escrita, de acordo com a necessidade de acréscimo ou retirada de referências. Existem programas específicos de organização das referências, com preenchimento automático, de acordo com os artigos e livros incluídos, o que facilita bastante as alterações ao longo do tempo.[5]

Também chamada de referências bibliográficas, pode conter artigos científicos de bases de dados confiáveis, revistas científicas de bom impacto, teses já defendidas e depositadas na instituição, livros ou livros digitais (*e-books*), documentos e informes, entre outros, porém é importante conferir se todos possuem veracidade. Todas as partes do projeto construído podem ter tido referências científicas, incluindo a introdução, justificativa, hipótese, objetivos e a metodologia.[4]

APÊNDICES

A seguir estão descritos alguns dos principais documentos que podem estar nos apêndices:

A) Termos de Consentimento Livre e Esclarecido (TCLE)/Termo de Assentimento (quando há necessidade de inclusão de indivíduos menores de idade ou legalmente incapazes). É obrigatório em casos de estudos clínicos.

O TCLE é imprescindível em casos de pesquisa com seres humanos com abordagem presencial ou virtual. Seguem-se alguns critérios importantes para sua redação, conforme Resolução nº 466/12,[6] Norma Operacional nº 001/13 e/ou Resolução nº 510/16:[15,19]
  1. Deve ser redigido em forma de convite, em linguagem acessível à população, considerando faixa etária, cultura, nível socioeconômico e de instrução.
  2. Inclui obrigatoriamente título, justificativa e objetivos do estudo.
  3. Todos os procedimentos que serão realizados devem estar detalhadamente explicados, citando instrumentos de coleta, métodos avaliativos e intervenções, bem como todas as fases pelas quais o participante deverá se submeter.
  4. A divisão dos grupos do estudo deve estar explícita, assim como a possibilidade de inclusão do participante em grupo experimental e de controle, quando aplicável.
  5. É necessário incluir benefícios previstos e potenciais riscos ou incômodos, inclusive, como será seu acompanhamento de assistência no término ou interrupção da pesquisa.

6. Deixe claro que a participação é voluntária, sem custo e sem bonificação financeira; que é garantida a recusa da participação, bem como a liberdade de retirada do seu consentimento em qualquer etapa da pesquisa, não prejudicando seu seguimento de saúde no serviço/instituição.
7. Dê ao participante garantia de sigilo, privacidade, autonomia e de que o pesquisador tirou todas as suas dúvidas antes da assinatura do TCLE.
8. Assegure ao participante o recebimento de uma cópia do TCLE, assinado pelo pesquisador e testemunhas.
9. Deve conter de forma explícita a garantia de indenização diante de eventuais danos ocorridos com a pesquisa.
10. Deve incluir dados do pesquisador para sanar dúvidas e contato do Comitê de Ética em Pesquisa (CEP), para alguma possível denúncia em casos de irregularidades sob o aspecto ético.
11. Local de assinatura do participante ou do seu responsável, do pesquisador e de duas testemunhas e a data.

Para qualquer outra dúvida ou esclarecimentos, a Comissão Nacional de Ética em Pesquisa elaborou uma Cartilha dos direitos dos participantes de pesquisa.[20]

É relevante expor aqui também sobre o Termo de Assentimento, com base na Resolução CNS no 466/12,[6] que define assentimento livre e esclarecido como anuência do participante da pesquisa criança, adolescente ou legalmente incapaz, incluindo maiores de 6 anos e menores de 18 anos. É um documento elaborado em linguagem acessível, por meio do qual, após os participantes da pesquisa serem devidamente esclarecidos, explicitarão sua anuência em participar da pesquisa. Deve ser confeccionado além do TCLE que, neste caso, deve ser assinado pelos pais e responsáveis, e além da assinatura do Termo de Assentimento pelo menor, garantindo que também estão cientes que participarão de um estudo. É importante a adequação da linguagem para cada faixa etária, podendo haver necessidade de figuras ou quadrinhos para facilitar a compreensão.

B) Justificativa para dispensa do TCLE.

Segundo as Resoluções nº 466/12 e 510/16[15] existem alguns casos que o TCLE pode ser dispensado e o pesquisador deve fazer uma declaração de justificativa para o CEP. Entre os motivos, estão:
1. Quando há riscos à privacidade e confidencialidade do participante, nos casos em que seja inviável a obtenção do TCLE, como no caso de pacientes falecidos, por exemplo, ou que esta obtenção signifique riscos substanciais à privacidade e confidencialidade dos dados do participante ou aos vínculos de confiança entre pesquisador e pesquisado.

2. Quando há riscos para o estabelecimento de relação de confiança entre pesquisador e pesquisado, riscos substanciais à privacidade e confidencialidade dos dados do participante ou aos vínculos de confiança entre pesquisador e pesquisado. Por exemplo: pesquisa de sexualidade em adolescentes.
3. Pesquisa que envolve uso de prontuários, mas que não é possível acesso aos participantes para obtenção de permissão para consulta (participantes que não estão em atendimento ou não podem ser contatados, com a devida justificativa),
4. Pesquisas que não permitem a identificação do participante ou seu rastreamento, em que os dados dos integrantes são estritamente anônimos, não exigem o registro do TCLE na forma escrita, mas não isentam do processo de esclarecimento, que deve ser fornecido na primeira página do formulário criado para coleta de dados.

RESUMO DO PROJETO

O resumo do projeto será o último item a ser formulado, mas, na estrutura do estudo, ele vem inicialmente, antes da introdução, oferecendo ao leitor uma visão geral e sucinta sobre o projeto que será lido. Deve ser dividido nas seções: introdução resumida, na qual já se citam o problema a ser estudado e a justificativa do estudo; depois objetivos, os quais podem estar também de uma forma mais direta e concisa e, por fim, a metodologia, com um detalhamento possível e restrito para o resumo.[8] Depois disso, deverão ser citadas as palavras-chaves mais adequadas para o estudo, podendo ter como bases os descritores de ciências em saúde (DECS).[21]

DOCUMENTOS NECESSÁRIOS PARA A PLATAFORMA BRASIL
Ver Capítulo 3.

ESPECIFICIDADE DOS PROJETOS PARA REVISÕES

É oportuno esclarecer que nem todo projeto de pesquisa envolve estudos práticos, de campo ou experimentais, mas sim de revisão de literatura. Neste contexto, as revisões que têm maior peso científico são as revisões sistemáticas com ou sem metanálise. Vale a pena lembrar que, mesmo nestes casos, é útil e fundamental realizar um projeto antecipado, para que as ideias, conceitos e principalmente as justificativas e objetivos estejam claros.

Pesquisas de revisão durante a graduação são muito bem-vindas, devido à necessidade de compilação de dados, conhecimento e aprofundamento de um tema de uma forma geral, e restrição, muitas vezes, do tempo de elaboração. É importante realizar fichamento de dados, delinear a metodologia de busca da literatura e organizar a forma de apresentação para que o assunto seja corretamente exposto, mesmo em uma revisão de literatura simples ou chamada bibliográfica.[22] Uma forma bastante válida para descrever a idealização e definir o conteúdo de uma boa revisão sistemática é utilizar a estratégia PICO. **Este termo representa um acrônimo para Paciente, Intervenção, Comparação e "Outcomes" (desfecho).**[23] Esses quatro componentes são os elementos fundamentais da questão de pesquisa e da construção da pergunta para a busca bibliográfica de evidências, sendo base para a escolha dos critérios de inclusão e consequentemente exclusão do estudo de revisão (Quadro 2-3).

Mesmo utilizando a estratégia PICO, algum dos itens pode ser ausente, por exemplo, a letra "C", não havendo necessidade, por exemplo, de estudos com controle ou comparações em alguns casos. Após a identificação dos termos (descritores) relacionados com cada um dos componentes da estratégia, poderá ser feita a busca bibliográfica das evidências. Os termos de busca podem ser aqueles utilizados para a indexação dos artigos, como o MeSH (MEDLINE/PubMed), o DeCS (BIREME) e o EMTREE (EMBASE) ou ainda termos sinônimos, variados ou não controlados. É importante também entender se os dados a serem apresentados serão qualitativos, quantitativos ou mistos.[8] Além disso, a composição da busca com diferentes combinações entre os termos pode ser alcançada utilizando os termos booleanos AND (para buscar referências que use obrigatoriamente os termos descritos na busca, sendo restritivo); OR (para possibilitar inclusão de mais termos) e NOT (quando é necessário excluir algum termo para apurar a busca). Essencialmente, para efetivar a busca pela

Quadro 2-3. Descrição da estratégia PICO

Acrônimo	Definição	Descrição
P	Paciente ou problema	Pode ser um único paciente, um grupo de pacientes com uma condição particular ou um problema de saúde
I	Intervenção	Representa a intervenção de interesse, que pode ser terapêutica (p. ex., diferentes tipos de curativo), preventiva (p. ex., vacinação), diagnóstica (p. ex., mensuração da pressão arterial), prognóstica, administrativa ou relacionada com assuntos econômicos
C	Controle ou comparação	Definida como uma intervenção padrão, a intervenção mais utilizada ou nenhuma intervenção
O	Desfechos (*outcomes*)	Resultado esperado (critérios ou variáveis a serem analisadas pelo estudo)

Fonte: Santos, Pimenta, Nobre, 2007.[21]

estratégia PICO, todos os termos devem estar associados e, portanto, devem ser agrupados com o termo booleano AND.

Toda essa explicação é pertinente, pois, para a elaboração do projeto, é importante que se tenha uma ideia antecipada desses termos, porque, caso não se encontre exatamente a união do que se procura, a estratégia talvez tenha que ser alterada para chegar a uma revisão adequada.

Outro tópico importante também na construção de um projeto para as revisões sistemáticas é a definição dos critérios de inclusão e exclusão, sendo imperativo determinar algumas especificações, como data de publicação dos artigos, bases de dados a serem utilizadas e os tipos de estudo que serão incluídos.

Além disso, é interessante instituir um método de análise da qualidade metodológica dos artigos para que somente estudos de relevância sejam incluídos na pesquisa. Hoje podem ser utilizadas escalas para esta análise, como, por exemplo, a escala PeDro, para *checklist* de ensaios clínicos, com versão em português; CONSORT (*checklist of information to include when reporting a randomised trial*), que também consegue analisar qualidade de ensaios clínicos; escalas da *Joanna Briggs Institute* (JBI), que podem ser utilizadas para diferentes tipos de estudos, entre eles coorte, caso-controle e estudos transversais; e ainda *Critical Appraisal Skills Program* (CASP) e *Evaluation Tool for Qualitative Studies* (ETQS).[24]

ELEMENTOS PRÉ-TEXTUAIS[2]

A) Capa: apresenta as seguintes informações: nome(s) do(s) autor(es); título; subtítulo (se houver, devendo ser evidenciada a sua subordinação ao título, precedido de dois-pontos ou distinguido tipograficamente); local (cidade) da entidade onde deve ser apresentado; ano de entrega.
B) Folha de rosto: apresenta as informações transcritas na seguinte ordem: 1) nome(s) do(s) autor(es); 2) título; 3) subtítulo (se houver, devendo ser evidenciada a sua subordinação ao título, precedido de dois-pontos, ou distinguido tipograficamente); 4) tipo de projeto de pesquisa e nome da entidade a que deve ser submetido; 5) local (cidade) da entidade onde deve ser apresentado; 6) ano de depósito (entrega).
C) Lista de ilustrações (opcional).
D) Lista de tabelas (opcional).
E) Lista de abreviaturas e siglas (opcional).
F) Lista de símbolos (opcional).
G) Sumário.

ELEMENTOS PÓS-TEXTUAIS[2]
A) Referências: Elemento obrigatório. Elaboradas conforme a ABNT NBR 6023.
B) Glossário (opcional).
C) Apêndice (opcional): São identificados por letras maiúsculas consecutivas, pelo travessão e pelos respectivos títulos. São aqueles documentos elaborados pelo próprio pesquisador/autor.
D) Anexo (opcional): São identificados por letras maiúsculas consecutivas, pelo travessão e pelos respectivos títulos. São os documentos já validados pela literatura, que possuem uma referência bibliográfica de elaboração e/ou validação científica.
E) Índice (opcional).

TERMO DE CONSENTIMENTO LIVRE E ESCLARECIDO (TCLE)
Abaixo segue um exemplo prático de TCLE:

Título do projeto:
FUNÇÃO DE MEMBRO SUPERIOR EM PACIENTES DE CÂNCER DE MAMA EM TRATAMENTO DE RADIOTERAPIA

Você está sendo convidada para participar de um estudo científico, sendo que sua participação é voluntária. O estudo é uma pesquisa científica, com título "Função de membro superior em pacientes com câncer de mama em tratamento de radioterapia". A senhora só assinará este Termo de Consentimento Livre Esclarecido se estiver em concordância com os termos do estudo, após conhecimento de todas as etapas e todos os procedimentos, bem como os riscos e benefícios, que estão citados neste documento. Para ajudar a tomar a decisão em participar, poderá consultar familiares e outros profissionais, bem como tirar todas as dúvidas com a responsável pelo estudo e sua equipe. Esclarecendo, o presente estudo será realizado com pacientes do sexo feminino, com câncer de mama, que serão submetidas ao tratamento oncológico por radioterapia, no setor de radioterapia da (instituição). A radioterapia pode causar lesões nos tecidos, vasos linfáticos e articulações, causando limitação de movimento do ombro e reduzindo a função do membro superior para as atividades diárias. Por isso, torna-se importante avaliar e quantificar a movimentação e função do ombro e braço para averiguar os reais distúrbios que podem acometer a senhora durante este tratamento.

1. *Os objetivos do estudo são:* Avaliar amplitude de movimento de ombro antes, durante e após a radioterapia em mulheres com câncer de mama e analisar a função de membros superiores por meio de questionário, antes, durante e após a radioterapia.

2. *Duração do experimento:* Se a senhora aceitar participar do estudo, será avaliada antes da primeira sessão de radioterapia, após as primeiras sessões de radioterapia (meio do tratamento) e após o término do tratamento. Nestes encontros, serão avaliados: amplitudes de movimento do ombro, neste caso sendo necessária a elevação do braço. Durante os três momentos de acompanhamento, a pesquisadora realizará registro por meio de tabelas e fichas, dos valores obtidos nas avaliações. Além disso, a senhora responderá a um questionário específico sobre funções que realiza com o braço, ombro e mão, se há dificuldades ou dor. Esse questionário se chama DASH, um termo em inglês das siglas *Disabilities of the arm, shoulder and hand*, que avalia as disfunções do membro superior como um todo. Consiste em 30 questões e as respostas podem variar entre "nenhuma dificuldade", até "incapaz de realizar a atividade", sempre levando em conta a semana anterior à resposta.
Estima-se que a coleta desses dados e a avaliação física demandarão cerca de 25 minutos por encontro, somando-se os três encontros programados (antes da primeira sessão de radioterapia, após as primeiras sessões de radioterapia e após o término do tratamento) um tempo estimado de 75 minutos (setenta e cinco minutos) no total. Os encontros coincidirão com os dias e horários marcados para as sessões de radioterapia, não necessitando que a senhora compareça no local de atendimento em outras datas. As avaliações serão realizadas no próprio setor de radioterapia (citar o nome da Instituição).
3. *Benefícios:* A presente pesquisa poderá identificar disfunções de membros superiores em mulheres de câncer de mama submetidas ao tratamento de radioterapia, podendo ser observadas exatamente as alterações durante este tratamento oncológico. Isso poderá contribuir para uma futura intervenção precoce e preventiva, de modo a beneficiar às pacientes, com redução das complicações e melhor adequação e adesão ao tratamento. Para a senhora, as avaliações terão como benefício a identificação precoce de uma possível disfunção do braço, ombro ou mão, possibilitando à equipe de saúde a intervenção com tratamento adequado e orientações para sanar tais problemas.
4. *Desconforto e risco:* A pesquisa trata de uma avaliação física visual e de aplicação de questionário, considerada de risco mínimo. Nos testes físicos propriamente ditos, a senhora pode ter desconforto ou dor aos movimentos de ombro e braço ou ainda dificuldade de realizar o movimento por fraqueza muscular e causar cansaço após sua realização. Desta forma, para evitar tais riscos, todos os movimentos serão explicados previamente, para que a senhora não precise realizar repetidas vezes; além disso, é garantido que todo o esforço será amenizado com o auxílio do fisioterapeuta pesquisador durante a avaliação. Já a aplicação do questionário DASH pode também causar cansaço durante as respostas e constrangimento, pelo fato da senhora responder às questões e sentir que se encontra mais limitada fisicamente neste momento. Assim sendo, as perguntas serão de rápidas respostas no momento que esteja confortável e, se necessário, o questionário será aplicado em outro momento.

5. *Garantia de acesso em qualquer etapa do estudo:* a senhora terá acesso livre para esclarecimento de eventuais dúvidas. O pesquisador principal do estudo será (nome e documento) que poderá ser encontrado no (local – nome e endereço – onde o pesquisador trabalha a maior parte do tempo ou faz a coleta de dados pelo tel. (XX) XXXX-XXXX. Caso haja consideração ou dúvida sobre a ética da pesquisa ou seus direitos como participante da pesquisa, entre em contato com o Comitê de Ética em Pesquisa com Seres humanos (CEPSH) do (Nome, local e telefone do CEP).

É garantida a liberdade da retirada de consentimento a qualquer momento para deixar de participar do estudo; você tem o direito de ser mantido atualizado sobre os resultados parciais das pesquisas ou de resultados que sejam do conhecimento dos pesquisadores; as informações obtidas serão analisadas em conjunto com outros pacientes, não sendo divulgada a identificação de nenhum paciente; não há despesas pessoais ou compensações financeiras relacionadas com a sua participação no estudo; em qualquer dano ou lesão que possa acontecer com os testes da pesquisa, é seu direito ter toda a assistência pela instituição para reparação do dano.

Acredito ter sido suficientemente informada a respeito das informações que li ou que foram lidas para mim, descrevendo o estudo de nome FUNÇÃO DE MEMBRO SUPERIOR EM PACIENTES DE CÂNCER DE MAMA EM TRATAMENTO DE RADIOTERAPIA.

Ficaram claros para mim quais são os propósitos do estudo, os procedimentos a serem realizados, seus desconfortos e riscos, as garantias de confidencialidade e de esclarecimentos permanentes. Ficou claro também que minha participação é isenta de despesas. Concordo voluntariamente em participar deste estudo e poderei retirar o meu consentimento a qualquer momento, antes, durante ou mesmo após seguimento no estudo, sem penalidades, prejuízo ou perda de qualquer benefício que eu possa ter adquirido no meu atendimento.

_____   _____   _____
  Nome do voluntário   RG do voluntário   Assinatura do voluntário

Declaro que obtive de forma apropriada e voluntária o Consentimento Livre e Esclarecido deste paciente ou representante legal para a participação neste estudo.

_____   Data: ____/____/____

Pesquisadora (Nome e número do Conselho profissional)

Testemunha 1: Nome:_____Ass:_____

Testemunha 2: Nome:_____Ass:_____

REFERÊNCIAS BIBLIOGRÁFICAS
1. Sordi JOD. Desenvolvimento de projeto de pesquisa. São Paulo: Saraiva; 2017.
2. Gil AC. Como elaborar projetos de pesquisa. 7. ed. Rio de Janeiro: Grupo GEN; 2022.
3. Nascimento LPD. Elaboração de projetos de pesquisa: Monografia, dissertação, tese e estudo de caso, com base em metodologia científica. São Paulo: Cengage Learning Brasil; 2016.
4. Medeiros JB, Tomasi C. Redação de artigos científicos. 2. ed. Rio de Janeiro: Grupo GEN; 2021
5. Neto JAM. Metodologia científica na era da Informática. 3. ed. São Paulo: Saraiva; 2017.
6. Conselho Nacional de Saúde. Resolução nº 466, de 12 de dezembro de 2012.
7. Lozada G, Nunes KS. Metodologia científica. Porto Alegre: Grupo A; 2019.
8. Creswell JW, Creswell JD. Projeto de pesquisa: métodos qualitativo, quantitativo e misto. 5th ed. Porto Alegre: Grupo A; 2021.
9. Volpato G, Barreto R. Elabore projetos científicos competitivos. Botucatu: Best Writing; 2014.
10. ABNT – Associação Brasileira de Normas Técnicas, norma 6023, 2018. Disponível em: https://www.abnt.org.br/
11. ABNT – Associação Brasileira de Normas Técnicas, norma NBR -10520, 2023. Disponível em: https://www.abnt.org.br/
12. Hochman B, Nahas FX, Oliveira Filho RS, Ferreira LM. Desenhos de pesquisa. Acta Cir Bras 2005;20Suppl.2:02-9.
13. Plataforma Brasil. Manual de usuário pesquisador. Versão 3.2., 2018. Disponível em: https://conselho.saude.gov.br/images/comissoes/conep/documentos/PB/MANUAL_PESQUISADOR.pdf
14. Aarons DE. Explorando o balanceamento entre riscos e benefícios em pesquisa biomédica: algumas considerações. Rev Bioét 2017;25:320-7.
15. Conselho Nacional de Saúde. Resolução nº 510, de 7 de abril de 2016.
16. Ministério da Saúde. Secretaria-Executiva do Conselho Nacional de Saúde – Comissão Nacional de Ética e Pesquisa. Carta Circular nº 1/2021-CONEP/SECNS/MS, de 03 de março de 2021.
17. Marconi MDA, Lakatos EM. Metodologia científica. 8. ed. Rio de Janeiro: Grupo GEN; 2022.
18. Santos LC. Projeto de pesquisa. 2012. Disponível em https://www.lcsantos.pro.br. Acesso em 27/10/2023.
19. https://www.gov.br/ebserh/pt-br/hospitais-universitarios/regiao-centro-oeste/hujm-ufmt/ensino-e-pesquisa/comite-de-etica-em-pesquisa/norma-operacional-001-2013-conep.pdf/view
20. Conselho Nacional de Saúde - Comissão Nacional de Ética em Pesquisa. Cartilha dos direitos dos participantes de pesquisa. Disponível em https://conselho.saude.gov.br/images/comissoes/conep/img/boletins/Cartilha_Direitos_Participantes_de_Pesquisa_2020.pdf
21. DeCS/MeSH – Descritores em Ciências da Saúde/Medical Subject Headings. https://decs.bvsalud.org/.

22. Andrade MMD. Introdução à metodologia do trabalho científico: elaboração de trabalhos na graduação. 10. ed. Rio de Janeiro: Grupo GEN; 2012.
23. Santos CMC, Pimenta CAM, Nobre MRC. A estratégia PICO para a execução da pergunta de pesquisa e busca de evidências. Rev Latino-Am Enferm 2007;15.
24. Hannes K, Lockwood C, Pearson A. A comparative analysis of three online appraisal instruments' ability to assess validity in qualitative research. Qual Health Res 2010:1-8.

COMITÊ DE ÉTICA EM PESQUISA E TERMO DE CONSENTIMENTO

CAPÍTULO 3

Frederico Kauffmann Barbosa

Este capítulo oferece uma visão abrangente da ética em pesquisa, desde os conceitos fundamentais até os procedimentos práticos, incluindo exemplos para ilustrar cada ponto. O entendimento e a aplicação adequada da ética em pesquisa são essenciais para garantir a confiabilidade e a validade de estudos científicos e para proteger os direitos e o bem-estar dos participantes envolvidos na pesquisa.

INTRODUÇÃO À ÉTICA EM PESQUISA

Neste primeiro tópico, serão introduzidos os conceitos fundamentais da ética em pesquisa, explicando sua importância e seu impacto na sociedade e na ciência. Serão abordados:

A) Definição de ética em pesquisa.
B) Importância da ética em pesquisa para a integridade científica.
C) Implicações éticas nas diferentes fases da pesquisa.

Definição de Ética em Pesquisa

A ética em pesquisa refere-se aos princípios, normas e valores morais que orientam a conduta dos pesquisadores durante o planejamento, execução e divulgação de estudos científicos. Ela visa garantir a integridade, a confiabilidade e a responsabilidade da pesquisa, ao mesmo tempo em que protege os direitos e o bem-estar dos participantes nos estudos.[1]

A ética em pesquisa abrange uma série de preocupações, incluindo:[1]

- *Respeito pelos participantes:* Isso envolve obter o consentimento voluntário, informado e consciente dos participantes, respeitando sua autonomia e garantindo sua privacidade. Também inclui a proteção de grupos vulneráveis e o tratamento justo e equitativo de todos os participantes.

- **Beneficência e não maleficência:** Os pesquisadores têm a obrigação de buscar o benefício máximo e minimizar os riscos para os participantes. Isso implica equilibrar os potenciais benefícios da pesquisa com os riscos envolvidos.
- **Integridade na pesquisa:** Isso se refere à honestidade e à integridade na condução da pesquisa. Os pesquisadores devem relatar resultados de forma precisa, evitar fraudes e plágio e conduzir a pesquisa de maneira imparcial, sem preconceitos.
- **Transparência e divulgação:** Os resultados da pesquisa devem ser comunicados de forma clara e precisa, permitindo a replicação e a revisão por outros pesquisadores. Isso contribui para a confiabilidade da pesquisa e o avanço do conhecimento.
- **Conformidade com regulamentos:** Os pesquisadores devem cumprir todas as leis, regulamentos e diretrizes éticas aplicáveis à pesquisa em sua área de estudo e localização geográfica.
- **Revisão ética:** A maioria das pesquisas envolvendo seres humanos requer revisão ética por parte de um Comitê de Ética em Pesquisa. Esse órgão avalia se a pesquisa atende aos padrões éticos e legais e aprova ou rejeita o protocolo de pesquisa.

A ética em pesquisa desempenha um papel fundamental na proteção dos direitos e da segurança dos participantes, na garantia da credibilidade da ciência e na construção da confiança do público na pesquisa científica. Portanto, é uma parte essencial do processo de pesquisa em todas as disciplinas.

Importância da Ética em Pesquisa para a Integridade Científica

A ética em pesquisa desempenha um papel crítico na garantia da integridade científica e é fundamental para a confiabilidade e a credibilidade da pesquisa. Aqui estão algumas maneiras pelas quais a ética em pesquisa contribui para a integridade científica:[1]

A) *Proteção dos direitos dos participantes:* A ética em pesquisa assegura que os direitos e o bem-estar dos participantes sejam devidamente protegidos. Isso inclui o direito à privacidade, à autonomia e à segurança. Pesquisas antiéticas podem prejudicar os participantes e comprometer a integridade dos estudos.

B) *Validade dos resultados:* A ética em pesquisa ajuda a garantir que os resultados sejam obtidos de maneira válida e confiável. Quando os pesquisadores conduzem estudos de maneira ética, isso aumenta a probabilidade de que suas descobertas sejam representativas e replicáveis, contribuindo para a validade científica.

C) *Confiabilidade da pesquisa:* Pesquisas éticas envolvem procedimentos claros, coleta de dados precisa e relatórios honestos. Isso ajuda a manter

a confiabilidade da pesquisa, permitindo que outros pesquisadores confiem nos resultados e os utilizem como base para estudos posteriores.
D) *Prevenção de vieses e manipulações:* A ética em pesquisa desencoraja a manipulação de dados, a seleção tendenciosa de resultados e outros comportamentos antiéticos que podem distorcer os resultados da pesquisa. Isso promove a imparcialidade e a objetividade na condução da pesquisa.
E) *Transparência e reprodutibilidade:* Pesquisas éticas envolvem a divulgação completa e precisa dos métodos e resultados. Isso facilita a replicação por outros pesquisadores, um componente fundamental da validação científica. A falta de ética na pesquisa pode resultar em informações inadequadamente documentadas e de difícil replicação.
F) *Ética na publicação científica:* A ética também se estende à publicação de pesquisas. A manipulação de dados, o plágio e outras práticas antiéticas na publicação científica comprometem a integridade da literatura científica.
G) *Construção da confiança pública:* A pesquisa ética ajuda a construir a confiança do público na ciência. Quando o público percebe que os pesquisadores estão comprometidos com altos padrões éticos, é mais provável que aceitem e apoiem os resultados da pesquisa.
H) *Legitimidade institucional e governamental:* Instituições de pesquisa e órgãos governamentais frequentemente exigem a conformidade com padrões éticos para financiamento e aprovação de projetos de pesquisa. A conformidade ética ajuda a garantir que os recursos sejam alocados para pesquisas de alta qualidade e ética.
I) *Redução de riscos legais e éticos:* O não cumprimento de normas éticas pode resultar em ações legais, perda de credibilidade e sanções profissionais para pesquisadores. A ética em pesquisa ajuda a minimizar esses riscos.

A ética em pesquisa é um alicerce essencial para a integridade científica. Ela não apenas protege os direitos e o bem-estar dos participantes, mas também contribui para a confiabilidade, a validade e a transparência da pesquisa científica. Quando os pesquisadores aderem a princípios éticos, promovem a excelência na pesquisa e mantêm a integridade do empreendimento científico como um todo.

Implicações Éticas nas Diferentes Fases da Pesquisa

As implicações éticas desempenham um papel fundamental em todas as fases da pesquisa, desde o planejamento inicial até a divulgação dos resultados. A seguir estão as principais implicações éticas em cada uma das fases da pesquisa.[1,2]

Fase 1: Implicações Éticas no Planejamento da Pesquisa

A) *Seleção do tópico de pesquisa:* Garantir que o tópico de pesquisa seja relevante, socialmente benéfico e moralmente aceitável. Evitar pesquisas que possam causar danos desnecessários.

B) *Revisão da literatura:* Realizar uma revisão ética da literatura, respeitando os direitos autorais e citando adequadamente as fontes. Evitar o plágio.

C) *Obtenção de financiamento:* Garantir que a busca de financiamento seja transparente e que não haja conflitos de interesse. Divulgar qualquer financiamento ou apoio financeiro recebido.

Fase 2: Ética no Desenho do Estudo e Coleta de Dados

A) *Seleção de participantes:* Selecionar participantes de forma justa, evitar discriminação e garantir que grupos vulneráveis sejam tratados com respeito e proteção.

B) *Consentimento informado:* Obter consentimento voluntário, informado e consciente de todos os participantes. Fornecer informações claras sobre o estudo, seus objetivos, procedimentos, riscos e benefícios.

C) *Proteção da privacidade:* Garantir a confidencialidade dos dados coletados, protegendo a privacidade dos participantes. Evitar a divulgação não autorizada de informações pessoais.

D) *Minimização de riscos:* Tomar medidas para minimizar riscos e proteger a segurança dos participantes. Isso inclui a supervisão adequada durante procedimentos que possam ser arriscados.

Fase 3: Ética na Análise e Interpretação dos Dados

A) *Integridade dos dados:* Analisar os dados de forma honesta e precisa, evitando a manipulação de resultados para atender a interesses pessoais ou institucionais.

B) *Relatórios imparciais:* Relatar os resultados de forma imparcial, incluindo resultados negativos ou não significativos. Evitar viés na interpretação dos resultados.

Fase 4: Ética na Comunicação e Publicação

A) *Divulgação ética:* Divulgar os resultados da pesquisa de maneira clara e precisa, seguindo normas éticas na publicação científica. Evitar a publicação duplicada ou fraudulenta.

B) *Autoria e reconhecimento:* Garantir que a autoria seja atribuída de maneira justa e que todas as contribuições relevantes sejam reconhecidas. Evitar a inclusão de autores não qualificados.

C) *Divulgação de conflitos de interesse:* Divulgar quaisquer conflitos de interesse que possam influenciar os resultados ou interpretações da pesquisa. Isso inclui interesses financeiros, comerciais ou pessoais.

Fase 5: Avaliação Ética Contínua

A) *Supervisão e monitoramento:* Realizar uma supervisão ética contínua da pesquisa para garantir a conformidade com os princípios éticos e a segurança dos participantes.
B) *Resposta a preocupações éticas:* Responder de forma ética a quaisquer preocupações ou queixas relacionadas com a pesquisa, garantindo que as questões sejam tratadas de maneira apropriada e justa.
C) *Educação em ética:* Continuar a educação em ética para todos os envolvidos na pesquisa, incluindo pesquisadores, membros da equipe e estudantes.

As implicações éticas permeiam, portanto, todas as fases da pesquisa e são essenciais para garantir que ela seja conduzida de maneira ética, transparente e responsável. O cumprimento dos princípios éticos promove a integridade científica e contribui para o avanço do conhecimento de forma confiável e moralmente aceitável.

PRINCÍPIOS ÉTICOS FUNDAMENTAIS

Serão abordados os princípios éticos fundamentais que orientam a pesquisa, como:

A) Respeito pela autonomia e dignidade dos participantes.
B) Beneficência e minimização de riscos.
C) Justiça na seleção de participantes.
D) Exemplos de cada princípio com casos reais e situações hipotéticas.

Respeito pela Autonomia e Dignidade dos Participantes

O princípio ético fundamental de "Respeito pela Autonomia e Dignidade dos Participantes" é uma pedra angular na ética em pesquisa envolvendo seres humanos. Esse princípio enfatiza a importância de tratar os participantes com respeito, reconhecendo sua autonomia para tomar decisões informadas e protegendo sua dignidade e bem-estar. Aqui estão os elementos-chave desse princípio:[3]

A) *Consentimento voluntário:* Os participantes têm o direito de tomar uma decisão informada e voluntária sobre sua participação na pesquisa, sem coerção ou pressão indevida. Eles devem ser capazes de concordar com ou recusar a participação sem qualquer consequência negativa.
B) *Informação completa e compreensível:* Os pesquisadores devem fornecer informações claras e compreensíveis sobre todos os aspectos da pesquisa, incluindo seus objetivos, procedimentos, riscos, benefícios e possíveis consequências. Isso permite que os participantes tomem decisões informadas.

C) *Respeito à privacidade:* Os participantes têm o direito à privacidade e os pesquisadores devem proteger suas informações pessoais e dados sensíveis. Isso inclui a garantia de anonimato, quando apropriado, e a confidencialidade dos dados coletados.
D) *Respeito pela autonomia:* Os participantes têm o direito de tomar suas próprias decisões e devem ser tratados como indivíduos autônomos. Isso significa que eles podem concordar em participar, retirar seu consentimento a qualquer momento ou fazer escolhas relacionadas com a pesquisa de acordo com suas próprias vontades.
E) *Proteção de grupos vulneráveis:* Grupos vulneráveis, como crianças, idosos, pessoas com incapacidades cognitivas ou comunidades marginalizadas merecem proteção especial. Os pesquisadores devem garantir que esses grupos sejam tratados com cuidado e respeito e que medidas extras de proteção sejam implementadas quando necessário.
F) *Respeito pela dignidade:* Os participantes devem ser tratados com dignidade e respeito em todos os aspectos da pesquisa. Isso inclui a forma como são abordados, a maneira como são tratados durante os procedimentos da pesquisa e a maneira como seus dados são usados e relatados.
G) *Informação contínua:* Os pesquisadores devem fornecer informações contínuas aos participantes ao longo da pesquisa, especialmente se surgirem novas informações que possam afetar sua decisão de continuar ou interromper sua participação.
H) *Processo de consentimento ético:* O processo de obtenção do consentimento informado deve ser ético, envolvendo uma comunicação clara e uma oportunidade para os participantes fazerem perguntas e esclarecerem dúvidas.

O princípio ético de "Respeito pela Autonomia e Dignidade dos Participantes" reconhece a importância de tratar os participantes com dignidade, garantir que eles tenham o controle sobre sua participação na pesquisa e proteger seu bem-estar geral. Respeitar esses princípios não apenas é essencial para a ética em pesquisa, mas também para a construção de confiança entre pesquisadores e participantes, promovendo a integridade e a validade da pesquisa científica.

Beneficência e Minimização de Riscos

Esse princípio ético fundamental na pesquisa concentra-se na obrigação dos pesquisadores de promover o bem-estar dos participantes e, ao mesmo tempo, minimizar qualquer dano ou risco potencial. Esse princípio é crucial para equilibrar o benefício da pesquisa com a proteção dos participantes. Aqui estão os elementos-chave deste princípio:[3]

COMITÊ DE ÉTICA EM PESQUISA E TERMO DE CONSENTIMENTO 41

A) *Maximização de benefícios:* Os pesquisadores têm a responsabilidade de garantir que a pesquisa seja conduzida de maneira a maximizar os benefícios para os participantes e/ou a sociedade. Isso pode incluir a produção de conhecimento relevante, o desenvolvimento de tratamentos médicos eficazes ou o avanço da compreensão científica.

B) *Minimização de riscos:* Os pesquisadores devem adotar medidas para minimizar qualquer risco físico, psicológico, social ou econômico associado à pesquisa. Isso envolve a avaliação cuidadosa dos riscos potenciais antes do início da pesquisa e a implementação de estratégias para reduzir esses riscos ao mínimo.

C) *Relação risco-benefício:* Os pesquisadores devem considerar cuidadosamente a relação entre os benefícios esperados e os riscos potenciais da pesquisa. A pesquisa só deve ser realizada se os benefícios superarem os riscos e os riscos devem ser razoáveis e proporcionais aos benefícios esperados.

D) *Proteção de participantes vulneráveis:* Grupos vulneráveis, como crianças, idosos, pessoas com doenças graves ou outras populações em situação de vulnerabilidade requerem proteção especial. Os pesquisadores devem implementar medidas adicionais para garantir que esses grupos não sejam explorados ou expostos a riscos excessivos.

E) *Revisão ética:* A pesquisa deve passar por revisão ética por parte de um Comitê de Ética em Pesquisa ou órgão equivalente antes de ser conduzida. O comitê avalia a ética da pesquisa, incluindo a maximização de benefícios e a minimização de riscos, antes de conceder a aprovação ética.

F) *Monitoramento contínuo:* Os pesquisadores têm a responsabilidade de monitorar continuamente a pesquisa para garantir que os riscos sejam mantidos sob controle e que os benefícios sejam alcançados.

G) *Consentimento informado:* O processo de obtenção do consentimento informado desempenha um papel importante na beneficência e na minimização de riscos. Os participantes devem ser totalmente informados sobre os riscos e benefícios da pesquisa antes de consentirem em participar.

H) *Prontidão para intervenção:* Os pesquisadores devem estar prontos para intervir e tomar medidas para proteger os participantes se riscos imprevistos ou danos surgirem durante a pesquisa.

O princípio ético de "Beneficência e Minimização de Riscos" enfatiza o compromisso dos pesquisadores em promover o bem-estar dos participantes e garantir que a pesquisa seja conduzida de forma ética e responsável. É uma parte fundamental da ética em pesquisa e contribui para a proteção dos direitos e da segurança dos participantes, bem como para a credibilidade e integridade da pesquisa científica.

Justiça na Seleção de Participantes

Concentra-se em garantir que a seleção dos participantes seja feita de forma justa, equitativa e imparcial. Este princípio é fundamental para evitar a discriminação e garantir que todos os grupos tenham a oportunidade de participar em pesquisas de forma justa. Aqui estão os elementos-chave deste princípio:[3]

A) *Não discriminação:* Os pesquisadores devem garantir que não haja discriminação injusta na seleção de participantes com base em características como raça, etnia, gênero, idade, orientação sexual, religião, deficiência, condição socioeconômica ou qualquer outra característica protegida.

B) *Equidade e acesso igual:* Deve-se buscar a equidade na seleção de participantes, garantindo que todos tenham acesso igual à oportunidade de participar da pesquisa, independentemente de suas características pessoais.

C) *Seleção justa:* Os critérios de seleção de participantes devem ser fundamentados em considerações científicas e objetivas, relacionadas com os objetivos da pesquisa. A seleção não deve ser arbitrária ou enviesada.

D) *Proteção de grupos vulneráveis:* Grupos vulneráveis ou historicamente marginalizados devem ser protegidos e incluídos de maneira justa na pesquisa. Isso requer considerações especiais para garantir que esses grupos não sejam explorados ou prejudicados.

E) *Amostragem representativa:* Quando apropriado, os pesquisadores devem buscar amostras que sejam representativas da população-alvo, de modo que os resultados possam ser generalizados de forma adequada.

F) *Benefícios equitativos:* Os benefícios da pesquisa devem ser distribuídos de maneira justa entre os participantes. Isso inclui garantir que grupos ou comunidades não sejam explorados para benefício de outros.

G) *Consulta comunitária:* Em algumas situações, a consulta e a participação da comunidade afetada podem ser necessárias para garantir uma abordagem justa na seleção de participantes e na condução da pesquisa.

H) *Transparência:* Os critérios de seleção devem ser transparentes e claramente comunicados aos participantes em potencial. Isso ajuda a evitar qualquer suspeita de favoritismo ou injustiça.

I) *Avaliação ética:* A seleção de participantes e os procedimentos de pesquisa devem ser submetidos a uma avaliação ética por parte de um Comitê de Ética em Pesquisa ou órgão equivalente para garantir a conformidade com o princípio de justiça.

O princípio ético de "Justiça na Seleção de Participantes" visa a garantir que a pesquisa seja conduzida de forma justa, equitativa e imparcial, evitando a discriminação e protegendo os direitos e a dignidade de todos os indivíduos. Esse princípio é essencial para a ética em pesquisa e contribui para a promoção da igualdade e da confiabilidade dos resultados da pesquisa.

Exemplos de Cada Princípio Ético
- Exemplo 1 (Quadro 3-1).
- Exemplo 2 (Quadro 3-2).
- Exemplo 3 (Quadro 3-3).
- Exemplo 4 (Quadro 3-4).
- Exemplo 5 (Quadro 3-5).
- Exemplo 6 (Quadro 3-6).

Esses exemplos ilustram como os princípios éticos fundamentais são aplicados para garantir a ética e a integridade do processo de pesquisa, ao mesmo tempo em que protegem os direitos e o bem-estar dos participantes.

Quadro 3-1. Princípio ético: respeito pela autonomia e dignidade dos participantes

- **Caso:** Pesquisa de tratamento médico
- **Situação:** Uma pesquisa clínica está recrutando participantes para testar um novo tratamento médico experimental para uma doença grave. Os pesquisadores garantem que os participantes sejam informados detalhadamente sobre os objetivos da pesquisa, os procedimentos envolvidos, os potenciais riscos e benefícios
- **Exemplo de respeito pela autonomia:** Os participantes são informados de que têm o direito de concordar com ou recusar a participação na pesquisa e que não sofrerão consequências negativas, independentemente da decisão que tomarem
- **Exemplo de proteção da dignidade:** Durante a pesquisa, os participantes são tratados com respeito e dignidade. Suas preocupações e necessidades são levadas a sério e eles têm a oportunidade de retirar o consentimento a qualquer momento

Quadro 3-2. Princípio ético: beneficência e minimização de riscos

- **Caso:** Pesquisa de novo medicamento
- **Situação:** Pesquisadores estão conduzindo um estudo para testar a eficácia de um novo medicamento contra o câncer
- **Exemplo de maximização de benefícios:** O medicamento experimental demonstra ser altamente eficaz na redução do tamanho dos tumores em pacientes com câncer, oferecendo a possibilidade de uma nova opção de tratamento
- **Exemplo de minimização de riscos:** Os pesquisadores realizam uma análise completa dos potenciais efeitos colaterais do medicamento e implementam protocolos rigorosos para monitorar a saúde dos participantes e minimizar quaisquer riscos associados ao tratamento

Quadro 3-3. Princípio ético: justiça na seleção de participantes

- **Caso**: Pesquisa em Saúde Pública
- **Situação**: Uma pesquisa epidemiológica está investigando a prevalência de uma doença em uma comunidade específica
- **Exemplo de não discriminação**: Os pesquisadores garantem que todos os grupos étnicos e socioeconômicos na comunidade sejam representados na amostra da pesquisa, evitando qualquer viés racial ou econômico
- **Exemplo de transparência**: Os critérios de seleção para a pesquisa são divulgados publicamente, e todos os interessados têm oportunidade igual de participar contribuindo para uma seleção justa de participantes

Quadro 3-4. Princípio ético: respeito pela autonomia e dignidade dos participantes

- **Caso**: Pesquisa de opinião pública
- **Situação**: Uma pesquisa de opinião pública está sendo realizada para avaliar a opinião das pessoas sobre um assunto controverso
- **Exemplo de respeito pela autonomia**: Os entrevistadores explicam claramente o propósito da pesquisa e garantem que os entrevistados saibam que podem optar por não responder a perguntas específicas ou recusar-se a participar da pesquisa como um todo
- **Exemplo de proteção da dignidade**: As respostas dos entrevistados são tratadas com confidencialidade estrita, garantindo que suas opiniões não sejam reveladas publicamente sem seu consentimento

Quadro 3-5. Princípio ético: beneficência e minimização de riscos

- **Caso**: Teste clínico de vacina
- **Situação**: Um ensaio clínico está sendo conduzido para testar a segurança e a eficácia de uma nova vacina contra uma doença infecciosa
- **Exemplo de maximização de benefícios**: A vacina demonstra ser altamente eficaz na prevenção da doença, reduzindo a incidência em mais de 90% dos casos e oferecendo uma solução crucial para a saúde pública
- **Exemplo de minimização de riscos**: Os pesquisadores realizam uma extensa análise de segurança da vacina, monitoram cuidadosamente os participantes e relatam qualquer efeito colateral imediatamente, tomando medidas para proteger a saúde dos participantes

Quadro 3-6. Princípio ético: justiça na seleção de participantes

- **Caso:** Pesquisa de desigualdade de gênero
- **Situação:** Uma pesquisa investiga a desigualdade de gênero no local de trabalho
- **Exemplo de não discriminação:** Os pesquisadores garantem que todos os grupos de gênero sejam representados na amostra da pesquisa, evitando viés de gênero nos resultados
- **Exemplo de transparência:** Os critérios de seleção são fundamentados em critérios objetivos relacionados com a experiência de trabalho e com o gênero, e todos os funcionários elegíveis têm a oportunidade igual de participar, independentemente do gênero

NORMAS ÉTICAS INTERNACIONAIS E NACIONAIS

As normas éticas estabelecidas por organizações internacionais e nacionais desempenham um papel fundamental na orientação da pesquisa ética e na proteção dos direitos e bem-estar dos participantes. Duas das principais referências éticas são a Declaração de Helsinki e as diretrizes do Conselho Nacional de Saúde (CNS),[4,5] especialmente no contexto da pesquisa médica e de saúde. A seguir estão os principais aspectos de cada uma dessas referências.

Declaração de Helsinki

A Declaração de Helsinki é um dos documentos éticos mais importantes na pesquisa médica e foi adotada pela Associação Médica Mundial (AMM). Ela estabelece princípios éticos para a pesquisa envolvendo seres humanos. Alguns dos princípios-chave incluem:[4]

A) *Consentimento informado:* Os pesquisadores devem obter o consentimento voluntário, informado e consciente de todos os participantes. O consentimento deve ser obtido de forma clara e documentada.
B) *Beneficência e minimização de riscos:* A pesquisa deve ser projetada de forma a maximizar os benefícios para os participantes e minimizar os riscos. A relação risco-benefício deve ser favorável.
C) *Justiça na seleção de participantes:* A seleção de participantes deve ser justa e equitativa, evitando a exploração de grupos vulneráveis.
D) *Independência e revisão ética:* A pesquisa deve ser revisada por um comitê de ética antes de ser conduzida. A pesquisa deve ser interrompida se houver preocupações éticas significativas.
E) *Privacidade e confidencialidade:* Os participantes têm direito à privacidade e seus dados pessoais devem ser protegidos de acordo com as regulamentações de privacidade.

Diretrizes do Conselho Nacional de Saúde (CNS)

No Brasil, o Conselho Nacional de Saúde (CNS) estabelece diretrizes éticas para a pesquisa envolvendo seres humanos. O CNS é vinculado ao Sistema Único de Saúde (SUS) e desempenha um papel fundamental na regulamentação e supervisão da pesquisa em saúde no país. Alguns princípios das diretrizes do CNS incluem):[5]

A) *Ética na pesquisa em saúde:* O CNS enfatiza a necessidade de conduzir pesquisas em saúde de acordo com princípios éticos e científicos rigorosos.

B) *Respeito à autonomia:* O consentimento livre e esclarecido dos participantes é fundamental e os pesquisadores devem garantir que estes participantes compreendam completamente os objetivos e os procedimentos da pesquisa.

C) *Avaliação ética:* Toda pesquisa deve passar por revisão ética por meio de Comitês de Ética em Pesquisa (CEPs) registrados no Sistema CEP-CONEP, garantindo que a pesquisa atenda aos padrões éticos.

D) *Proteção de grupos vulneráveis:* O CNS enfatiza a importância de proteger grupos vulneráveis e minorias étnicas em pesquisas.

E) *Integridade na pesquisa:* A honestidade, a transparência e a integridade na condução e na comunicação dos resultados da pesquisa são fundamentais.

É essencial que os pesquisadores e as instituições de pesquisa sigam essas normas éticas, tanto a Declaração de Helsinki quanto as diretrizes do CNS (ou equivalentes em outros países), para garantir a condução ética e responsável da pesquisa e proteger os direitos e a segurança dos participantes. O não cumprimento dessas normas pode resultar em sérias consequências éticas, legais e profissionais.

A aplicação das normas éticas envolve a integração desses princípios éticos em todas as fases do processo de pesquisa. Aqui estão os principais aspectos de como essas normas são aplicadas na pesquisa:[1,4,5]

A) *Consentimento informado:* Os pesquisadores devem obter o consentimento voluntário, informado e consciente de todos os participantes. Isso significa que os participantes devem receber informações claras sobre o propósito da pesquisa, os procedimentos envolvidos, os riscos e benefícios e seu direito de recusar ou retirar o consentimento a qualquer momento. **Exemplo:** Antes de iniciar um estudo clínico, é fornecido aos participantes um formulário de consentimento informado que detalha todos os aspectos da pesquisa, incluindo informações sobre a medicação a ser administrada, possíveis efeitos colaterais e a opção de sair do estudo a qualquer momento.

B) *Beneficência e minimização de riscos:* Os pesquisadores devem planejar e conduzir a pesquisa de forma a maximizar os benefícios para os participantes e minimizar quaisquer riscos potenciais. A avaliação cuidadosa dos riscos é essencial. **Exemplo**: Em um estudo sobre o uso de um novo dispositivo médico, os pesquisadores realizam testes extensos em laboratório antes de testá-lo em seres humanos para garantir a segurança dos participantes.

C) *Justiça na seleção de participantes:* Os pesquisadores devem garantir que a seleção de participantes seja feita de forma justa e equitativa, evitando a exploração de grupos vulneráveis. Isso inclui evitar a discriminação e garantir que os critérios de seleção sejam com base em considerações científicas e objetivas. **Exemplo**: Em um estudo sobre uma doença genética rara, os pesquisadores fazem esforços para incluir pacientes de diferentes origens étnicas e socioeconômicas na amostra, a fim de evitar viés na pesquisa.

D) *Avaliação ética:* Toda pesquisa envolvendo seres humanos deve ser submetida a uma avaliação ética por meio de um CEP ou órgão equivalente. O CEP revisa a pesquisa para garantir sua conformidade com as normas éticas. **Exemplo**: Antes de iniciar uma pesquisa clínica, os pesquisadores enviam um protocolo de pesquisa ao CEP, que revisa detalhadamente o projeto, os procedimentos e a documentação de consentimento informado para garantir que tudo esteja em conformidade com as normas éticas.

E) *Proteção de grupos vulneráveis:* Grupos vulneráveis, como crianças, idosos e pessoas com deficiência, devem receber proteção especial. Os pesquisadores devem tomar medidas adicionais para garantir sua segurança e bem-estar. **Exemplo**: Em um estudo que envolve crianças como participantes, os pesquisadores obtêm o consentimento dos pais ou responsáveis legais e adaptam os procedimentos para torná-los adequados à idade e ao nível de compreensão das crianças.

F) *Integridade na pesquisa:* Os pesquisadores devem conduzir a pesquisa com integridade, honestidade e transparência. Isso inclui relatar resultados de forma precisa e completa, evitando plágio e fraudes. **Exemplo**: Os pesquisadores mantêm registros detalhados de todos os aspectos do estudo, incluindo a coleta de dados e a análise, e relatam todos os resultados, mesmo que sejam negativos.

Essas são algumas das formas de como as normas éticas são aplicadas na pesquisa, garantindo a proteção dos direitos e do bem-estar dos participantes, e promovendo a integridade e a credibilidade da pesquisa científica. A colaboração entre pesquisadores, CEP e instituições é essencial para garantir o cumprimento dessas normas éticas em todas as fases da pesquisa.

PROCEDIMENTOS ÉTICOS EM PESQUISA

Este é o cerne do capítulo, no qual serão apresentados, passo a passo, os procedimentos éticos em pesquisa.

Submissão de Protocolo ao Comitê de Ética

A submissão de um protocolo de pesquisa ao CEP é uma etapa crítica para garantir que a pesquisa seja conduzida de maneira ética e esteja em conformidade com os princípios éticos e regulatórios. Aqui está um passo a passo para submeter um protocolo de pesquisa ao CEP:[1]

Passo a Passo da Submissão do Protocolo de Pesquisa ao CEP

A) *Passo 1:* Preparação preliminar.

Antes de iniciar o processo de submissão, certifique-se de que seu protocolo de pesquisa esteja completo e bem documentado. Isso inclui:
- Revisar e ajustar o protocolo para garantir que ele esteja em conformidade com as normas éticas relevantes, como a Declaração de Helsinki e CNS.
- Documentar detalhadamente o plano de pesquisa, incluindo objetivos, metodologia, procedimentos de consentimento informado, considerações de segurança e gerenciamento de dados.
- Garantir que você tenha todos os documentos de apoio necessários, como formulários de consentimento informado, questionários e material educativo para os participantes.

B) *Passo 2:* Identificação do CEP.
- Identifique o CEP responsável pela revisão de sua pesquisa. Normalmente, isso depende da instituição onde a pesquisa será conduzida.
- Acesse o *site* do CEP ou entre em contato com a instituição para obter informações sobre os procedimentos de submissão, formulários específicos necessários e prazos.

C) *Passo 3:* Preenchimento do formulário de submissão.
- Preencha o formulário de submissão do CEP. Este formulário geralmente inclui informações sobre o pesquisador principal, detalhes do projeto de pesquisa, objetivos, metodologia, riscos, benefícios e procedimentos de consentimento.
- Certifique-se de fornecer todas as informações solicitadas de forma clara e completa.

D) *Passo 4:* Documentação adicional.
- Anexe todos os documentos de apoio ao formulário de submissão, como formulários de consentimento informado, questionários, material de recrutamento e qualquer documentação relevante.
- Certifique-se de que todos os documentos estejam atualizados e sejam compatíveis com o protocolo.

E) *Passo 5:* Revisão prévia.
   ▪ Realize uma revisão prévia de todo o protocolo de pesquisa e dos documentos para garantir que não haja erros ou informações em falta.
   ▪ Certifique-se de que todos os procedimentos estejam claramente descritos e que os riscos sejam devidamente identificados e mitigados.
F) *Passo 6:* Submissão.
   ▪ Envie o formulário de submissão preenchido e os documentos de apoio para o CEP de acordo com as instruções fornecidas pela instituição.
   ▪ Certifique-se de cumprir os prazos estabelecidos pelo CEP e de acompanhar o *status* de sua submissão.
G) *Passo 7:* Avaliação ética.
   ▪ Após a submissão, o CEP avaliará seu protocolo de pesquisa quanto à conformidade ética e regulatória.
   ▪ Este processo pode incluir revisões, esclarecimentos e solicitações de informações adicionais por parte do CEP.
H) *Passo 8:* Respostas a perguntas e solicitações do CEP.
   ▪ Responda prontamente a todas as perguntas e solicitações do CEP durante o processo de revisão ética.
   ▪ Se necessário, faça as modificações recomendadas no protocolo de pesquisa.
I) *Passo 9:* Aprovação ética.
   ▪ Uma vez que o CEP esteja satisfeito com a conformidade ética e regulatória de sua pesquisa, será emitida uma aprovação ética.
   ▪ IMPORTANTE: A pesquisa não pode começar até que essa aprovação seja concedida.

Lembre-se de que o processo de revisão ética pode variar dependendo da instituição e do país. Certifique-se de seguir as diretrizes específicas do CEP ao qual você está submetendo seu protocolo. Esteja preparado para fornecer informações adicionais e cooperar com o CEP para garantir a condução ética de sua pesquisa.

Documentos Obrigatórios e Opcionais

A lista de documentos obrigatórios e opcionais para a submissão de um protocolo de pesquisa ao CEP pode variar de acordo com a instituição e as regulamentações específicas do país. No entanto, existem alguns documentos que são geralmente considerados obrigatórios e outros que são opcionais. Aqui está uma lista típica de documentos:[1]

A) Documentos obrigatórios:
   ▪ Formulário de submissão: Este é o formulário-padrão fornecido pelo CEP, por meio da Plataforma Brasil, que deve ser preenchido e submetido. Ele contém informações sobre o pesquisador principal, detalhes do projeto de pesquisa e outras informações relevantes.

- Projeto de pesquisa: O projeto de pesquisa é um documento detalhado que descreve todos os aspectos do estudo, incluindo objetivos, metodologia, procedimentos, critérios de inclusão e exclusão, cronograma e considerações éticas. Este é um documento fundamental e obrigatório.
- Formulários de consentimento informado: Deve haver formulários de consentimento informado para os participantes do estudo. Isso inclui um formulário de consentimento para adultos competentes e, se aplicável, formulários de consentimento para grupos específicos, como crianças ou pessoas com incapacidades cognitivas.
- Questionários e instrumentos de coleta de dados: Se a pesquisa incluir questionários, escalas ou outros instrumentos de coleta de dados, esses documentos devem ser fornecidos ao CEP para revisão.
- Material de recrutamento: Qualquer material usado para recrutar participantes, como anúncios, panfletos ou cartas de apresentação, deve ser incluído para revisão;
- Currículo do pesquisador principal: É necessário fornecer o currículo do pesquisador principal e de outros membros da equipe envolvidos na pesquisa.

B) Documentos opcionais:
- Projeto simplificado: Alguns CEPs podem aceitar um projeto simplificado para pesquisas de baixo risco. Isso pode ser menos detalhado do que um projeto completo.
- Declaração de conflitos de interesse: Se houver conflitos de interesse financeiros ou pessoais relacionados com a pesquisa, é recomendável fornecer uma declaração.
- Documentos de apoio à ética: Documentos que sustentem a argumentação ética do estudo, como revisões éticas anteriores, podem ser incluídos como suporte à revisão ética.
- Documentos de aprovação de outros comitês: Se a pesquisa foi aprovada por outros comitês de ética ou órgãos regulatórios, essas aprovações devem ser fornecidas como documentação adicional.
- Certificados de treinamento ético: Alguns CEPs podem exigir que os membros da equipe de pesquisa concluam treinamento em ética em pesquisa. Certificados de treinamento podem ser incluídos como documentação.

Lembre-se de verificar as diretrizes específicas do CEP ao qual você está submetendo seu protocolo de pesquisa, pois os requisitos exatos podem variar. É essencial fornecer todos os documentos necessários para facilitar o processo de revisão ética e garantir que a pesquisa seja conduzida de maneira ética e responsável. Se houver dúvidas sobre quais documentos são necessários, é aconselhável entrar em contato com o CEP para obter orientações específicas.

Consentimento Informado

Obter um consentimento informado válido é uma parte crucial da pesquisa ética envolvendo seres humanos. Um consentimento informado válido significa que os participantes da pesquisa compreendem completamente os detalhes do estudo, incluindo seus objetivos, procedimentos, riscos e benefícios, e concordam voluntariamente em participar. Aqui estão os passos para obter um consentimento informado válido (Conselho Nacional de Saúde. Resolução nº 466, de 12 de dezembro de 2012, 2012; Conselho Nacional de Saúde. Resolução nº 301, de 16 de março de 2000, 2000):[1,5]

A) *Passo 1:* Preparação do formulário de consentimento.
- Identificação: Inclua informações de identificação, como o título do estudo, nome do pesquisador principal e afiliação institucional.
- Finalidade da pesquisa: Explique claramente o objetivo e o propósito do estudo, evitando linguagem técnica excessiva.
- Procedimentos: Descreva os procedimentos específicos que os participantes serão solicitados a realizar durante o estudo.
- Riscos e benefícios: Informe os participantes sobre quaisquer riscos potenciais associados à pesquisa e os possíveis benefícios. Seja honesto e transparente.
- Confidencialidade: Explique como os dados dos participantes serão tratados, garantindo a confidencialidade de suas informações pessoais.
- Participação voluntária: Deixe claro que a participação na pesquisa é voluntária e que os participantes têm o direito de recusar ou retirar seu consentimento a qualquer momento sem penalidades.
- Contato do pesquisador: Forneça informações de contato do pesquisador principal, para que os participantes possam fazer perguntas ou relatar preocupações.

B) *Passo 2:* Discussão com os participantes.
- Reunião presencial: Idealmente, o processo de obtenção do consentimento informado deve ocorrer em uma reunião presencial entre o pesquisador e o participante. Isso permite que os participantes façam perguntas e esclareçam dúvidas diretamente.
- Explicação detalhada: Explique o conteúdo do formulário de consentimento informado de forma detalhada, garantindo que os participantes compreendam cada aspecto do estudo.
- Respostas a perguntas: Esteja preparado para responder a todas as perguntas dos participantes sobre o estudo, os procedimentos e quaisquer preocupações que possam ter.

C) *Passo 3:* Consentimento por escrito.
- Assinatura: Peça aos participantes que assinem o formulário de consentimento informado se concordarem em participar. A assinatura representa o consentimento formal.
- Testemunha: Em algumas situações, pode ser necessário que uma testemunha esteja presente durante o processo de obtenção do consentimento, especialmente se os participantes tiverem dificuldades de leitura ou compreensão. A testemunha deve assinar como um observador imparcial,
D) *Passo 4:* Fornecer uma cópia.
- Cópia para o participante: Após a obtenção do consentimento, forneça uma cópia do formulário de consentimento informado aos participantes para que eles possam mantê-lo como referência.
E) *Passo 5:* Armazenamento seguro.
- Armazenamento dos documentos: Armazene os formulários de consentimento informado de forma segura, garantindo que a confidencialidade dos participantes seja mantida.
F) *Passo 6:* Acompanhamento contínuo.
- Comunicação contínua: Mantenha uma comunicação aberta com os participantes ao longo do estudo, fornecendo atualizações sobre o progresso da pesquisa e respondendo a quaisquer preocupações que possam surgir.
- Renovação do consentimento: Se houver mudanças significativas no protocolo de pesquisa, é importante renovar o consentimento informado dos participantes.

A obtenção do consentimento informado não é um evento único, mas um processo contínuo que envolve comunicação e respeito contínuos pelos direitos e bem-estar dos participantes. Certifique-se de documentar cuidadosamente o processo de consentimento e de manter registros adequados para futuras referências.

IMPORTANTE: A redação de um termo de consentimento informado deve ser em formato de convite, adaptada à pesquisa específica, aos participantes envolvidos e às regulamentações locais e institucionais.

Proteção de Dados e Privacidade

A proteção dos dados dos participantes é uma preocupação fundamental em qualquer pesquisa que envolva informações pessoais. É importante adotar práticas rigorosas para garantir a confidencialidade e a segurança dos dados dos participantes. Aqui estão algumas práticas recomendadas para proteger os dados dos participantes:[1,6]

A) *Consentimento informado adequado:* Certifique-se de obter um consentimento informado claro e completo dos participantes, explicando como seus dados serão coletados, usados e protegidos.
B) *Armazenamento seguro:* Armazene os dados em locais seguros, como servidores protegidos por senha, sistemas de gerenciamento de dados seguros ou armazenamento em nuvem com criptografia robusta. Mantenha cópias de *backup* dos dados em local seguro e protegido contra perdas.
C) *Criptografia de dados:* Use criptografia para proteger dados sensíveis durante a transmissão e o armazenamento. Certifique-se de que todos os dispositivos e comunicações envolvidos na pesquisa sejam seguros.
D) *Acesso restrito:* Limite o acesso aos dados somente a membros autorizados da equipe de pesquisa. Implemente sistemas de autenticação e controle de acesso para garantir que apenas pessoas autorizadas tenham acesso aos dados.
E) *Anonimização e pseudonimização:* Anonimize ou pseudonimize os dados sempre que possível, substituindo informações pessoais por códigos ou IDs. Mantenha uma tabela de correspondência segura para relacionar dados aos participantes, se necessário.
F) *Monitoramento de acesso:* Registre todas as atividades de acesso aos dados, incluindo quem acessou os dados, quando e por quê. Monitore regularmente esses registros para identificar qualquer acesso não autorizado.
G) *Treinamento da equipe:* Certifique-se de que todos os membros da equipe de pesquisa estejam cientes das políticas e práticas de segurança de dados. Forneça treinamento regular sobre proteção de dados.
H) *Segurança física:* Proteja fisicamente os dispositivos que contêm dados, como computadores e unidades de armazenamento, por meio de bloqueios, sistemas de segurança e senhas.
I) *Transferência segura de dados:* Use métodos seguros ao transferir dados entre sistemas ou locais, como protocolos seguros de transferência de arquivos (SFTP) ou VPNs (redes virtuais privadas).
J) *Exclusão segura de dados:* Quando os dados não forem mais necessários, exclua-os de maneira segura, seguindo as regulamentações aplicáveis, como a Lei Geral de Proteção de Dados (LGPD) no Brasil ou o Regulamento Geral de Proteção de Dados (RGPD) na União Europeia.[7,8]
K) *Auditorias de segurança:* Realize auditorias de segurança regulares para avaliar e melhorar os procedimentos de proteção de dados.
L) *Comitê de Ética em Pesquisa:* Mantenha o CEP informado sobre as práticas de proteção de dados em seu estudo e siga suas orientações.
M) *Notificação de violações de dados:* Estabeleça um plano de ação para notificar os participantes e as autoridades reguladoras em caso de violação de dados.

N) *Atualização de software:* Mantenha o *software* e os sistemas atualizados com as correções de segurança mais recentes para evitar vulnerabilidades.
O) *Conformidade legal:* Cumpra todas as regulamentações de proteção de dados relevantes em sua jurisdição.
P) *Revisão ética:* Certifique-se de que suas práticas de proteção de dados estejam em conformidade com as orientações do CEP e com os termos do consentimento informado dos participantes.

A proteção de dados é uma responsabilidade contínua e deve ser considerada ao longo de todo o ciclo de vida da pesquisa. Manter a confidencialidade e a segurança dos dados dos participantes é essencial para preservar a integridade da pesquisa e cumprir as regulamentações éticas e legais.

Supervisão e Monitoramento

A supervisão contínua desempenha um papel fundamental em uma ampla gama de contextos, desde a pesquisa científica até a gestão de projetos, educação e muitas outras áreas. Sua importância reside em várias razões:[1]

A) *Garantia de qualidade:* A supervisão contínua ajuda a garantir a qualidade e a conformidade em projetos, pesquisas e processos. Isso é especialmente crítico em áreas como pesquisa científica e desenvolvimento de produtos, nos quais pequenos erros ou desvios podem ter impactos significativos.
B) *Identificação de problemas precoces:* Por meio da supervisão contínua, é possível identificar problemas, irregularidades ou riscos em estágios iniciais, o que permite tomar medidas corretivas antes que se tornem críticos.
C) *Tomada de decisões informadas:* A supervisão contínua fornece dados em tempo real ou periódicos que podem informar decisões e estratégias. Isso é especialmente importante em ambientes dinâmicos, onde a adaptação rápida é necessária.
D) *Melhoria contínua:* Ao monitorar regularmente o desempenho e os processos, é possível identificar oportunidades de melhoria e otimização. Isso contribui para o aprimoramento contínuo de projetos, produtos e serviços.
E) *Maior eficiência:* A supervisão contínua permite a alocação eficiente de recursos, pois os dados em tempo real podem ajudar a direcionar recursos para áreas de maior necessidade.
F) *Redução de riscos:* A identificação precoce de problemas e riscos contribui para a redução de riscos financeiros, operacionais e de reputação.
G) *Conformidade com regulamentações:* Em muitos setores, a supervisão contínua é uma exigência regulatória para garantir que as organizações cumpram as leis e os padrões éticos.
H) *Aprendizado e desenvolvimento:* Em contextos de educação e treinamento, a supervisão contínua permite que os instrutores e alunos avaliem o progresso e façam ajustes nas estratégias de aprendizado.

I) *Promoção da responsabilidade e da transparência:* A supervisão contínua promove a responsabilidade ao garantir que as partes envolvidas sejam responsáveis pelo desempenho e pelos resultados. Também contribui para a transparência, uma vez que os dados estão disponíveis para avaliação por todas as partes interessadas.

J) *Manutenção da integridade científica:* Na pesquisa científica, a supervisão contínua é essencial para garantir a integridade dos dados e dos métodos utilizados. Isso ajuda a prevenir fraudes e má conduta científica.

A supervisão contínua é uma prática crucial em uma variedade de contextos, pois ajuda a manter a qualidade, a eficiência e a conformidade, ao mesmo tempo que contribui para a tomada de decisões informadas e a melhoria contínua. É uma ferramenta essencial para garantir que projetos, processos e pesquisas sejam bem-sucedidos e atendam aos objetivos estabelecidos.

DESAFIOS ÉTICOS EMERGENTES

A pesquisa avançou consideravelmente nas áreas de *big data*, inteligência artificial (IA) e genômica, trazendo consigo uma série de desafios éticos emergentes.

Ética na Pesquisa com Big Data[9]

A) *Privacidade e consentimento:* O uso de grandes conjuntos de dados muitas vezes envolve informações pessoais. A coleta, o armazenamento e o compartilhamento desses dados podem representar uma ameaça à privacidade dos indivíduos. Questões surgem sobre como obter consentimento informado adequado para o uso de dados que foram coletados originalmente para outros fins.

B) *Viés e discriminação:* A análise de *big data* pode inadvertidamente perpetuar vieses existentes, levando a decisões discriminatórias em áreas como emprego, habitação e crédito. A ética envolve a garantia de que os algoritmos e os modelos de IA sejam justos e imparciais.

C) *Transparência e interpretabilidade:* Muitos algoritmos de aprendizado de máquina são caixas-pretas, tornando difícil entender como eles chegam a suas decisões. Isso levanta questões sobre como garantir a transparência e a interpretabilidade dos sistemas de IA.

Ética na Pesquisa em IA[10]

A) *Viés e discriminação:* A IA pode refletir e até amplificar preconceitos e desigualdades presentes nos dados usados para treiná-la. Isso levanta questões sobre como mitigar esses vieses e garantir que a IA seja justa e equitativa.

B) *Responsabilidade e tomada de decisões:* À medida que a IA é incorporada em sistemas críticos, como carros autônomos e diagnósticos médicos, surgem questões sobre a responsabilidade em caso de falha ou decisões prejudiciais. Quem é responsável quando um algoritmo comete um erro?
C) *Autonomia e ética em Robótica:* Em robótica autônoma, como drones ou robôs de cuidados de saúde, há desafios éticos em relação à autonomia desses sistemas. Quem é responsável por decisões autônomas, especialmente quando envolvem vidas humanas?

Ética na Pesquisa em Genômica[11]

A) *Privacidade genética:* A pesquisa genômica gera informações altamente pessoais e sensíveis. A proteção da privacidade genética é um desafio, uma vez que os dados genômicos podem ser usados para identificar indivíduos, mesmo que sejam anonimizados.
B) *Conselho genético:* A pesquisa genômica levanta questões sobre como fornecer aconselhamento genético apropriado aos participantes, especialmente quando são descobertas informações sobre riscos de saúde potenciais.
C) *Discriminação genética:* O conhecimento genômico pode ser usado de maneira discriminatória, por exemplo, em seguros de saúde ou empregos. Como proteger os indivíduos contra a discriminação genética?

Em todos esses campos, os pesquisadores, instituições e reguladores enfrentam o desafio de equilibrar o avanço da pesquisa com a proteção dos direitos, a privacidade e a segurança dos indivíduos. É essencial que sejam estabelecidos princípios éticos sólidos e diretrizes claras para garantir que essas tecnologias sejam desenvolvidas e utilizadas de forma responsável, justa e ética. Além disso, a conscientização e o engajamento da sociedade são cruciais para assegurar que as implicações éticas dessas tecnologias sejam discutidas e abordadas de forma aberta e colaborativa.

EDUCAÇÃO EM ÉTICA EM PESQUISA

A importância da educação contínua em ética em pesquisa e a formação de pesquisadores éticos são fundamentais para garantir a integridade e a qualidade da pesquisa em todas as disciplinas. A seguir estão alguns pontos-chave que destacam a relevância desses aspectos:[1,12]

A) *Proteção dos direitos dos participantes:* A educação contínua em ética em pesquisa ajuda os pesquisadores a compreender e respeitar os direitos e a dignidade dos participantes humanos em suas investigações. Isso inclui a obtenção de consentimento informado apropriado, a proteção da privacidade e a minimização de riscos.

B) *Integridade científica:* A formação em ética incentiva a conduta ética em todas as etapas da pesquisa, desde a coleta de dados até a análise e a publicação. Pesquisadores éticos evitam a falsificação, fabricação e plágio, garantindo a confiabilidade e a credibilidade da pesquisa.

C) *Responsabilidade social:* A ética em pesquisa não se limita a questões técnicas, mas também abrange considerações sociais e responsabilidade. Os pesquisadores éticos consideram o impacto de suas pesquisas na sociedade e tomam medidas para minimizar possíveis efeitos negativos.

D) *Cumprimento de regulamentações e diretrizes:* A pesquisa, muitas vezes, está sujeita a regulamentações e diretrizes éticas específicas. A educação contínua ajuda os pesquisadores a entender e cumprir essas regulamentações, garantindo conformidade legal.

E) *Tomada de decisões éticas complexas:* A pesquisa pode envolver dilemas éticos complexos, como o uso de dados sensíveis ou a participação de grupos vulneráveis. A educação em ética prepara os pesquisadores para tomar decisões éticas informadas nessas situações.

F) *Prevenção de má conduta:* A formação contínua em ética ajuda a prevenir má conduta em pesquisa, como fraude ou plágio, por meio da conscientização sobre as implicações negativas dessas ações.

G) *Conscientização sobre tópicos emergentes:* À medida que novas tecnologias e áreas de pesquisa surgem, novas questões éticas também surgem. A educação contínua mantém os pesquisadores atualizados sobre essas questões e os capacita a abordá-las de maneira ética.

H) *Melhoria da reputação e da colaboração:* Pesquisadores éticos são mais propensos a serem respeitados por seus colegas e a colaborarem em projetos de pesquisa interdisciplinares e internacionais, fortalecendo a comunidade científica como um todo.

I) *Promover uma cultura de ética:* A formação em ética não apenas beneficia pesquisadores individuais, mas também contribui para criar uma cultura de ética em pesquisa nas instituições acadêmicas e científicas. Isso pode ser transmitido a estudantes e futuros pesquisadores.

J) *Proteção da confiança pública:* A pesquisa desfruta da confiança do público quando é realizada de maneira ética. A quebra dessa confiança pode ter repercussões negativas na ciência e na sociedade em geral.

A educação contínua em ética em pesquisa e a formação de pesquisadores éticos são essenciais para promover a integridade da pesquisa, garantir a proteção dos participantes e manter a confiança do público na ciência. Esses esforços não são apenas uma responsabilidade dos pesquisadores individuais, mas também das instituições acadêmicas e científicas, que devem fornecer recursos e oportunidades de aprendizado em ética em pesquisa ao longo da carreira dos pesquisadores.

REFERÊNCIAS BIBLIOGRÁFICAS

1. Conselho Nacional de Saúde. Resolução nº 466, de 12 de dezembro de 2012. Diretrizes e normas regulamentadoras de pesquisas envolvendo seres humanos. Brasília: Ministério da Saúde; 2012. Disponível em: https://bvsms.saude.gov.br/bvs/saudelegis/cns/2013/res0466_12_12_2012.html (acessado em 10/set/2023).
2. Conselho Nacional de Saúde. Resolução nº 510, de 07 de abril de 2016. Normas aplicáveis a pesquisas em Ciências Humanas e Sociais. Brasília: Ministério da Saúde; 2016. Disponível em: https://conselho.saude.gov.br/images/comissoes/conep/documentos/NORMAS-RESOLUCOES/Resoluo_n_510_-_2016_-_Ciencias_Humanas_e_Sociais.pdf (acessado em 10/set/2023).
3. Castilho EA de, Kalil J. Ética e pesquisa médica: princípios, diretrizes e regulamentações. Rev Soc Bras Med Trop [Internet]. 2005 Jul;38(4):344-7. Disponível em: https://doi.org/10.1590/S0037-86822005000400013 (acessado em 12/Set/2023).
4. Jorge MR. Declaração de Helsinque da Associação Médica Mundial (WMA): princípios éticos para pesquisa médica envolvendo seres humanos. [Internet]. 2013 Out. Disponível em: https://www.wma.net/wp-content/uploads/2016/11/491535001395167888_DoHBrazilianPortugueseVersionRev.pdf (acessado em 12/Set/2023).
5. Conselho Nacional de Saúde. Resolução nº 301, de 16 de março de 2000. Discussão de propostas de modificação da Declaração de Helsinque. Brasília: Ministério da Saúde; 2000. Disponível em: https://conselho.saude.gov.br/images/comissoes/conep/documentos/NORMAS-RESOLUCOES/Resoluo_n_301_-_2000_-__DeclaracaoHelsinque.pdf (acessado em 10/Set/2023).
6. Conselho Nacional de Saúde. Resolução nº 441, de 12 de maio de 2011. Armazenamento de material biológico humano ou uso de material armazenado em pesquisas anteriores. Brasília: Ministério da Saúde, 2011. Disponível em: https://conselho.saude.gov.br/images/comissoes/conep/documentos/NORMAS-RESOLUCOES/Resoluo_n_441_-_2011_-_Armazenamento_de_Material_Biolgico.pdf (acessado em 10/Set/2023).
7. Lei geral de proteção de dados (LGPD) [recurso eletrônico] / Superior Tribunal de Justiça, Secretaria de Documentação, Biblioteca Ministro Oscar Saraiva. Ed. revista e atualizada — Brasília: Superior Tribunal de Justiça — STJ, 2022.
8. União Europeia. Regulamento nº 2016/679, de 27 de abril de 2016. Relativo à proteção das pessoas singulares no que diz respeito ao tratamento de dados pessoais e à livre circulação desses dados e que revoga a Diretiva 95/46/CE (Regulamento Geral sobre a Proteção de Dados). Bruxelas. Disponível em: https://eurlex.europa.eu/legal-content/PT/TXT/HTML/?uri=CELEX:32016R0679&from=EN.
9. Sarlet GBS, Molinaro CA. Questões tecnológicas, éticas e normativas da proteção de dados pessoais na área da saúde em um contexto de big data. DFJ [Internet]. 18º de março de 2020 [citado 29º de outubro de 2023];13(41):183-212, Disponível em: https://dfj.emnuvens.com.br/dfj/article/view/811 (acessado em 23/Set/2023).

10. Ludermir TB. Inteligência artificial e aprendizado de máquina: estado atual e tendências. Estud av [Internet]. 2021 Jan;35(101):85-94. Disponível em: https://doi.org/10.1590/s0103-4014.2021.35101.007 (acessado em 25/Set/2023).
11. Zatz M. Projeto genoma humano e ética. São Paulo Perspec [Internet]. 2000 Jul;14(3):47-52. Disponível em: https://doi.org/10.1590/S0102-88392000000300009 (acessado em 25/Set/2023).
12. Amorim KPC. Ética em pesquisa no sistema CEP-CONEP brasileiro: reflexões necessárias. Ciênc Saúde Colet [Internet]. 2019;24(3):1033-40.

FONTES DE PESQUISA BIBLIOGRÁFICA

CAPÍTULO 4

Suely Francisco

INTRODUÇÃO

O aperfeiçoamento profissional leva-nos à descoberta de um universo ilimitado de conhecimento que se renova a cada pesquisa. Crescer profissionalmente possibilita adquirir mais conhecimento e, consequentemente, tornar-se mais competente, com melhores chances no mercado de trabalho. Um dos meios de se adquirir conhecimento, hoje, é por meio da internet.

O mundo atual exige que adquiramos novas competências a fim de que possamos compreender os avanços tecnológicos e os desafios do século XXI. Do ponto de vista tecnológico, o acesso à informação não sofrerá limitações geográficas ou temporais, pois ampliará as possibilidades de cada indivíduo, independentemente de qualquer característica.

A globalização é responsável pelas inúmeras mudanças desse século, cria uma diversidade de contextos e, para compreendê-los, é preciso dinamismo e competência. Em virtude disso, faz-se necessário definir estratégias de busca, filtragem, organização e análise da informação disponível.

Tendo como foco a pesquisa na área da saúde, são vários os canais da *web* que oferecem informações e conteúdos direcionados a cada especialidade, cabendo ao pesquisador a responsabilidade de saber utilizar os recursos disponíveis para selecionar o tipo de informação coletada.

Selecionamos criteriosamente alguns *sites* e fontes de informações a fim de facilitar o acesso à informação especializada na área da saúde. Serão descritas definições das etapas necessárias para a execução de uma pesquisa bibliográfica, assim como alguns *sites* de base de dados disponíveis e que possuem, em seu conteúdo, artigos indexados de revistas de todo o mundo.

O objetivo, neste capítulo, é apresentar *sites* de buscas, como as bases de dados Medline/PubMed e LILACS, a fim de difundir a utilização dessas bases.

EVOLUÇÃO DA PESQUISA BIBLIOGRÁFICA NA ÁREA DA SAÚDE

Segundo dados históricos, os princípios para diagnósticos, tratamentos médicos e o código de ética foram formalizados desde Hipócrates (460-370 a.C.). Foram colecionados por Ptolomeu na Biblioteca de Alexandria em 320 a.C., passando por Galeno (131-201 d.C.) até Avicena, o criador do *Canon of Medicine*, que serviu de base para o ensino médico europeu de 1200 a 1600. Desde então, a literatura médica necessitou incorporar novas tecnologias que permitissem e facilitassem o acesso.

A imprensa contribuiu para que os achados médicos, avanços e inovações ocorridas nas Ciências pudessem ser mais divulgados.

No fim do século XIX, nos Estados Unidos, a Universidade Johns Hopkins disseminou para a comunidade científica os conhecimentos produzidos na literatura médica, que passaram a ser o modelo de ensino médico a ser adotado na América.

Essas bases de dados, a partir de meados do século XX, evoluíram nos seus formatos e abrangências, de modo a acompanhar e abarcar o conhecimento científico que cresceu exponencialmente em todo o mundo.

Autores relatam que, nos Estados Unidos, a *Surgeons General's Library* tinha o mais importante índice da literatura médica, o *Index-Catalogue of the Library of Surgeons General's Office*, depois denominada *Armed Forces Medical Library* e, desde 1956, *National Library of Medicine* (NLM), com sede em Bethesda. A NLM é responsável pelo *Medical Literature Analysis and Retrieval System-MEDLARS* – primeira fonte para pesquisa bibliográfica indexada e com resumos –, o *Index Medicus*, que mais tarde passou a denominar-se MEDLINE, inicialmente com assinatura em CD-ROM e, hoje, disponível na internet.

Além da sustentação metodológica, a pesquisa bibliográfica é o ponto principal na elaboração do trabalho científico, devendo estar presente em todas as suas fases. Ela permite ao pesquisador um posicionamento histórico, pois, de posse do conhecimento, reflete e posiciona-se nos diversos contextos em que atua. A pesquisa bibliográfica é o levantamento, a seleção e, consequentemente, o controle dos documentos de interesse para o estudo de um determinado assunto.

FONTES DE PESQUISA

São duas as bases de dados de relevância especificamente para a área de saúde, a base internacional desenvolvida pela *National Center for Biotechnology Information (NCBI)* e pela *National Library of Medicine (NLN)* (Medline), e a base nacional desenvolvida pela Bireme – Centro Latino-Americano e do Caribe de Informação em Ciências da Saúde (LILACS).

Medline

O MEDLINE é, sem dúvida, a principal fonte de informação na área da saúde, pois norteia as fontes bibliográficas de pesquisa até hoje. É a base mais conhecida e mais utilizada no espaço científico. Inclui 36 milhões de citações da

FONTES DE PESQUISA BIBLIOGRÁFICA 63

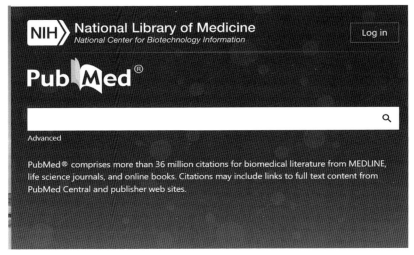

Fig. 4-1. Página principal da base de dados PubMed.

literatura biomédica desde 1780 até hoje. Atualizadas e completas, as citações podem incluir *links* para conteúdo de texto completo do PubMed Central e *sites* de editores, abrangendo as áreas de Medicina, Medicina Veterinária, Odontologia, Saúde Pública, Nutrição, Enfermagem, Fisioterapia, Psicologia, Psiquiatria, entre outras. A base original do MEDLINE é gratuita e pode ser acessada pela *National Library of Medicine (NLM)* no *site* chamado PubMed (http://www.ncbi.nlm.nih.gov/PubMed). É um dos melhores mecanismos de busca, pois utiliza-se de conceitos avançados e similaridade de temas (Fig. 4-1).

Lilacs

Base de dados que indexa literaturas científicas da área da saúde nacionais, latino-americanas e caribenhas desde 1982 até a presente data. É de responsabilidade da Bireme – Centro Latino-Americano e do Caribe de Informação em Ciências da Saúde, e está disponível no *site*: https://lilacs.bvsalud.org. Seu objetivo principal é contribuir para o crescimento da saúde nos países da América Latina e Caribe, facilitando o acesso à informação científica. É livre o acesso para pesquisa e consulta no local. Coordena, opera e promove o controle bibliográfico, a divulgação, a avaliação e o melhoramento da literatura científico-técnica, publicada em papel e em formato eletrônico nos países da região, que deverá ser indexada nas bases de dados do Sistema de Literatura Latino-Americana e do Caribe de Informação em Ciências da Saúde (LILACS). São bases de dados que representam a memória da literatura científico-técnica (Fig. 4-2). Conheça os tutoriais de pesquisa em https://lilacs.bvsalud.org/como-pesquisar/.

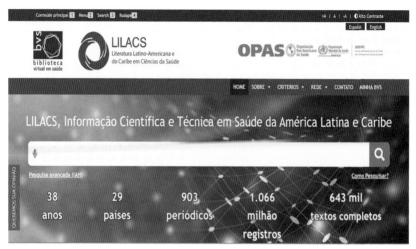

Fig. 4-2. Página principal da base de dados LILACS.

ESCOLHA DO ASSUNTO E DELIMITAÇÃO DO TEMA

Inicialmente, o pesquisador precisa localizar o tema por meio das listas de cabeçalho por assunto, livros-textos e dicionários especializados. Na seleção prévia dos artigos, é primordial que o pesquisador inicie sua seleção pelo resumo. Os resumos apresentam-se de forma global e/ou estruturada. A diferença entre elas é que a forma estruturada detalha cada tópico desenvolvido no trabalho (introdução, objetivos, material e métodos etc.), fornecendo ao pesquisador uma visão geral do artigo. No momento da busca, o pesquisador precisa esgotar todas as possibilidades linguísticas, pois, ao cruzar as informações, terá uma pesquisa mais refinada e precisa. Cada *site* possui um mecanismo diferente, mas todos oferecem tanto a busca rápida (pesquisa simples) quanto a mais sofisticada (pesquisa avançada), por exemplo, por autor, palavras do título/resumo, ano e idioma. Ainda, há o índex que auxilia a forma correta de busca e sinônimos por meio dos **operadores booleanos** que relacionam os termos ou palavras dentro da pesquisa, combinando dois ou mais termos de um ou mais campos de busca (Fig. 4-3). São eles:

- *AND*: Intersecção. Recupera as referências que contenham ambos os termos.
- *OR*: União. Recupera as referências que contenham qualquer um dos termos separados ou ambos.
- *NOT*: Exclusão. Recupera as referências com apenas o primeiro termo, excluindo o segundo.

Colaborando na busca, existe a truncagem que é usada para relacionar termos ou palavras em uma pesquisa. Ver exemplos no *site*: https://lilacs.bv-salud.org/wp-content/uploads/2010/10/tutorialPesquisaBVS.pdf

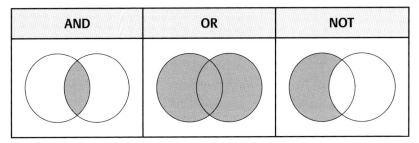

Fig. 4-3. Esquema dos operadores booleanos.

Em geral, para pesquisar o assunto correto, o pesquisador deverá delimitar o período da pesquisa, os idiomas e, se necessário, as áreas geográficas de interesse.

Delimitando o tema, faz-se necessário verificar se outros pesquisadores estão executando a mesma pesquisa, utilizando os portais de universidades e as agências de fomento, como: CNPq (http://www.cnpq.br/), FAPESP (http://www.fapesp.br/), FINEP (www.finep.gov.br) e o Portal da CAPES (Banco de teses e dissertações; https://catalogodeteses.capes.gov.br/catalogo-teses/#!/).

TERMINOLOGIA

Os vocabulários estruturados são termos controlados para classificar os assuntos e facilitar a organização, recuperação e acesso à informação, padronizando a indexação dos documentos. Seguem-se as *home pages*:

- MeSH – Medical Subject Headings - https://www.ncbi.nlm.nih.gov/mesh/.
O MeSH é utilizado pela National Library Medicine para a indexação dos periódicos nas bases MEDLINE/PubMed, com termos somente em inglês (Fig. 4-4).
- DeCS – Descritores em Ciências da Saúde. O DeCS é um vocabulário estruturado, trilíngue (português, espanhol e inglês), com base em coleções de termos, organizados para facilitar o acesso à informação (Fig. 4-5).
- DeCS/MeSH – Descritores em Ciências da Saúde/*Medical Subject Headings* - https://decs.bvsalud.org/sobreo-decs. É um buscador multilíngue. Os conceitos que compõem o DeCS/MeSH são organizados em uma estrutura hierárquica permitindo a execução de pesquisa em termos mais amplos ou mais específicos ou todos os termos que pertençam a uma mesma estrutura hierárquica (Fig. 4-6).

Conheça o passo a passo das novas funcionalidades, facilitando a busca no *site*: https://decs.bvsalud.org/wp-content/uploads/2020/09/GuiaPT.pdf.

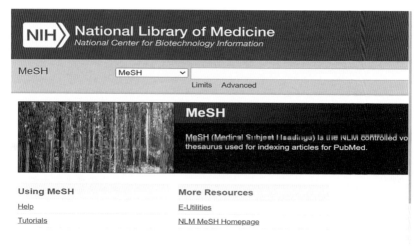

Fig. 4-4. Página de busca do MeSH.

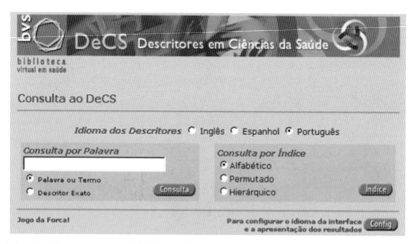

Fig. 4-5. Página de busca do DeCS, versão anterior.

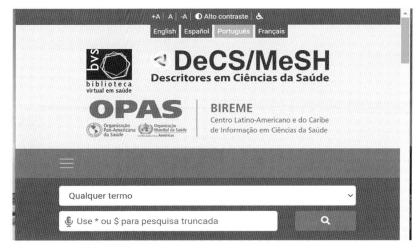

Fig. 4-6. Página de busca do DeCS/MeSH.

FORMAS DE LOCALIZAÇÃO E OBTENÇÃO DOS DOCUMENTOS

Após levantamento bibliográfico definido do material a ser recuperado, o pesquisador fará uso dos seguintes *sites*:

A) *PubMed Central (https://www.ncbi.nlm.nih.gov/pmc/?db=PMC)*: Contém indicação de periódicos com acesso gratuito, tendo indicação do *link* no próprio levantamento feito por meio do MEDLINE/PubMed.
B) *SciELO (http://www.scielo.org)*: Biblioteca virtual nacional que engloba todas as áreas do conhecimento e possui periódicos nacionais com texto completo. Para acessar a lista dos periódicos, basta clicar no item *alphabetic list* ou utilizar a base de dados LILACS/PubMed que linca para o texto completo (SciELO).
C) Portal de Periódicos da Capes (Coordenação de Aperfeiçoamento do Pessoal de Ensino Superior – Ministério da Educação; http://www.periodicos.capes.gov.br): Oferece acesso aos textos completos de artigos de mais de 39 mil periódicos com textos completos e 396 bases de dados de conteúdo diversos, como referências, patentes, estatísticas, material audiovisual, normas técnicas, teses, dissertações, livros e obras de referência. O uso do portal é livre e gratuito para os usuários das instituições participantes. O acesso é realizado a partir de qualquer terminal ligado à internet, localizado nas instituições ou por elas autorizado. Todos os programas de pós-graduação, de pesquisa e de graduação do país ganham em qualidade, produtividade e competitividade com a utilização do portal que está em permanente desenvolvimento.

D) *Periódicos de acesso livre (http://acessolivre.capes.gov.br)*: O portal de acesso livre da CAPES disponibiliza periódicos com textos completos, bases de dados referenciais com resumos, patentes, teses e dissertações, estatísticas e outras publicações de acesso gratuito na internet, selecionados pelo nível acadêmico, mantidos por importantes instituições científicas e profissionais, e por organismos governamentais e internacionais.

E) *Portal de revistas cientificas em ciências da saúde (http://portal.revistas.bvs.br)*: Por meio desse portal é possível localizar desde sua forma de acesso até qual a instituição que possui o periódico em seu acervo.

F) *Serviço Cooperativo de Acesso a Documentos – SCAD (http://scad.bvs.br)*: É um serviço de fornecimento de documentos especializado em ciências da saúde e atuante na América Latina e Caribe, tendo por objetivo prover acesso a documentos exclusivamente para fins acadêmicos e de pesquisa, respeitando rigorosamente os direitos de autor. Este serviço é coordenado pela BIREME com a cooperação das bibliotecas integrantes da rede BVS. O SCAD disponibiliza os acervos das bibliotecas cooperantes do Serviço SCAD na América Latina. Além disso, o SCAD pode encaminhar pedidos ao DOCLINE (NLM) e ao *British Library's Document Supply Service* (BLDSC). O SCAD é um serviço pago. Se você não está vinculado a nenhuma instituição cadastrada ou não reside no Brasil, contate uma biblioteca da rede SCAD de seu país para solicitar fotocópias.

G) *Outros* sites *de fontes de informação:* Disponibilizados ao final do capítulo.

NORMAS DE APRESENTAÇÃO

Instrumento prático para publicação e orientação na elaboração de trabalhos científicos. Busca alcançar a padronização e a melhora da qualidade, tendo como finalidade facilitar a redação e a apresentação uniforme dos trabalhos. A seguir, são disponibilizados *links* de gerenciadores gratuitos de referências e citações, contribuindo e organizando as ideias no meio a tanta informação, conforme sua instituição:

A) Gratuitos:
- Zotero - http://www.zotero.org
- Mendeley - http://www.mendeley.com
- EndNote Web - http://www.myendnoteweb.com, está disponível gratuitamente pelo Portal da Capes para quem tem acesso, ou é pago

B) Disponíveis por meio de assinatura:
- Citeulike - http://www.citeulike.org
- JabRef - http://jabref.sourceforge.net
- RefBase - http://www.refbase.net
- RefWorks - http://www.refworks.com
- Reference Manager - http://www.refman.com

CONCLUSÃO

O acesso às informações *on-line* oferece rapidez e a possibilidade de produção nunca pensada. Devido à velocidade com a qual essas informações são produzidas e acessadas, muitas vezes, elas rapidamente se tornam obsoletas e/ou incompletas, gerando assim um ciclo contínuo, a necessidade de novas pesquisas por informações atualizadas.

Pensando assim, fica evidente que, para localizar e selecionar as informações, é fundamental a busca com estratégias corretas, precisão e relevância necessária à pesquisa científica.

BIBLIOGRAFIA

Borges RCO. Pesquisa em base de dados eletrônicos (via internet). In: IV Simpósio Internacional de Anestesiologia e Terapia Intensiva, Enfermagem no Paciente Crítico, Fisioterapia no Paciente Crítico; 2000 março 24-26: São Paulo (SP), p.1-2.
[BVS] Biblioteca Virtual em Saúde. BIREME/LILACS. Disponível em: http://www.bircme.br/php/index.php. [2007 jul 6].
Crestana MF, Vilhena V, Freddi MJAL. O acesso à literatura médica: expansão das fronteiras através das bases de dados de textos completos e sua importância, no Serviço de Biblioteca e Documentação da Faculdade de Medicina da USP-SBD/FMUSP. Rev Med (São Paulo). 2004;83(1-2):46-9.
Cruse JM. History of medicine: the metamorphosis of scientific medicine in the ever-present past. Am J Med Sci. 1999;318(3):171-80.
Eliot TS. Sumarizando. In: Fletcher RH. Fletcher SW, Wagner EH, editores. Epidemiologia clínica. Porto Alegre: Artes Médicas; 1996. p.256-75.
Gomes SP. Pesquisa bibliográfica na área médica. Rev ACB: Biblioteconomia em Santa Catarina (Florianópolis). 2013;18(2):1036-52.
[NLM] National Library of Medicine. Medline. Available from: URL: http://www.ncbi.nlm.gov/PubMed [2007 Jul 6].
Pellizzon RF, Población DA, Goldenberg S. Pesquisa na área da saúde: seleção das principais fontes para acesso à literatura científica. Acta Cir Bras. 2003;18(6):493-6.
Pellizzon RF. Pesquisa na área da saúde. 1. Base de dados DeCS (Descritores em Ciências da Saúde). Acta Cir Bras. 2004;19(2):153-57.
Rossi Neto JM. Pesquisa científica em banco de dados na internet. Rev Soc Cardiol Estado de São Paulo. 2003;13(6):736-43.

OUTROS SITES DE BASE DE DADOS

Directory of open access journals: https://doaj.org/
Free Medical Journals: http://www.freemedicaljournals.com/
Medical Dictionary Online: http://www.online-medical-dictionary.org
PEDro: https://pedro.org.au/portuguese/
UNIFESP - Escola Paulista de Medicina: https://sp.unifesp.br/epm/

DIRETÓRIOS MULTIDISCIPLINARES

CAPES – Periódicos Acesso Livre: http://www.periodicos.capes.gov.br/
DEDALUS - Banco de Dados Bibliográficos da USP: http://dedalus.usp.br/F

Google Scholar: http://scholar.google.com.br/
Livre - Revista de livre acesso: http://www.cnen.gov.br/centro-de-informacoes-nucleares/livre
Sistema de informação da Biblioteca da Organização Mundial da Saúde: http://apps.who.int/iris/

LINKS INTERESSANTES – ASSUNTOS DIVERSOS

ABIQUIFI - Associação Brasileira da Indústria de Insumos Farmacêuticos: https://abiquifi.org.br/
ABNT: http://www.abnt.org.br
ANAMT - Associação Nacional de Medicina do Trabalho: https://www.anamt.org.br/portal/
ANVISA - Agência Nacional de Vigilância Sanitária: http://www.anvisa.gov.br/
CBL - Câmara Brasileira do Livro: http://www.cbl.org.br
CNS - Conselho Nacional de Saúde: https://conselho.saude.gov.br/
Domínio público: http://www.dominiopublico.gov.br
Fundacentro: http://www.fundacentro.gov.br
Governo Brasileiro: https://www.gov.br/pt-br/
Ministério do Trabalho: https://www.gov.br/trabalho-e-emprego/pt-br
Priory Medical Journals: https://www.priory.com/

LINKS INTERESSANTES – BIBLIOTECAS UNIVERSITÁRIAS

FGV - Fundação Getúlio Vargas: http://sistema.bibliotecas.fgv.br/
PUC-SP: http://biblio.pucsp.br/
PUCCamp: http://www.puc-campinas.edu.br/
PUCRS: https://biblioteca.pucrs.br/
SBU - Sistema de Bibliotecas da UNICAMP: http://www.sbu.unicamp.br/portal2/
UFRGS – Universidade Federal do Rio Grande do Sul: http://www.biblioteca.ufrgs.br
UFRJ – Universidade Federal do Rio de Janeiro: https://www.sibi.ufrj.br/index.php/bibliotecas
UFSC – Universidade Federal de Santa Catarina: https://ufsc.br/
UNESP - Universidade Estadual Paulista: http://www.unesp.br/
UNESP - Universidade Estadual Paulista (Araraquara): https://fclar.unesp.br/
UNESP - Universidade Estadual Paulista (Assis): http://www.assis.unesp.br/
UNESP - Universidade Estadual Paulista (Rio Claro): http://www.rc.unesp.br/biblioteca/
UNIFESP - Universidade Federal de São Paulo: https://www.unifesp.br
Universidade de Cambridge: http://www.cam.ac.uk
Universidade de Harvard: https://library.harvard.edu/
Universidade de Oxford: http://www.ox.ac.uk/libraries/
USP - Universidade de São Paulo: http://www.usp.br/sibi
USP/UNESP/UNICAMP: https://www.sibi.usp.br/bibliotecas/digitais-sistemicas/portal-producao-cruesp/

LINKS INTERESSANTES – ORGANIZAÇÕES INTERNACIONAIS

Organização Mundial de Saúde: http://www.who.int/cn/
Organização Panamericana de Saúde: http://www.paho.org/
UNESCO: https://pt.unesco.org/fieldoffice/brasilia.

LINK **PARA BUSCAR O MELHOR LUGAR PARA PUBLICAR**

https://www.edanz.com/journal-selector: O *Edanz Journal Selector* indica ao pesquisador uma lista de periódicos para publicar artigos, a partir do tema da pesquisa. Apresenta informações valiosas, como o objetivo da revista e o fator de impacto (coletado da JCR). Insira na caixa de busca as palavras-chave ou título ou um pedaço do resumo do seu trabalho e você obterá uma lista de revistas que publicam nas áreas relacionadas.

CITAÇÕES E REFERÊNCIAS

CAPÍTULO 5

Eliane Marta Quiñones Braz

FONTES, REFERÊNCIAS E CITAÇÕES

Todo trabalho acadêmico ou científico deverá incluir uma identificação das fontes utilizadas, realizada por meio de citações no texto às publicações consultadas e de uma lista final das respectivas referências bibliográficas.

Uma citação é uma forma abreviada de fazer referência no texto do conteúdo de outro autor e deve conter toda a informação necessária para permitir o acesso à publicação citada. Já a referência é um conjunto padronizado de elementos descritivos que permitem a identificação de um documento.

Por exemplo, quando se pretende verificar a causa do aumento da temperatura corpórea de uma criança, deve-se realizar uma pesquisa das principais causas e só uma revisão bibliográfica terá relevância para a discussão deste tema. Além do mais, inserir no texto um determinado assunto sem uma referenciação, pode ser considerado plágio, o que pode acarretar problemas judiciais pela inserção.

Assim, as citações no texto servem para identificar as publicações que foram consultadas e a partir das quais foram recolhidos os conteúdos que são citados no trabalho acadêmico. Além de estabelecer uma distinção clara entre o seu próprio trabalho e o trabalho publicado por outros, evidencia como o trabalho de outros autores contribuiu para o seu próprio trabalho acadêmico. Da mesma forma, serve para especificar a localização precisa dos conteúdos citados na sua publicação, permitindo que os leitores possam consultá-los, caso tenham interesse.

De maneira geral, consideram-se três formas de realizar citações: a) citação "autor-data-localização" em texto; b) a citação numérica; e c) a citação em nota. Estas citações devem remeter sempre para uma lista de referências bibliográficas no final do trabalho.

Cada referência bibliográfica deverá incluir a informação detalhada prevista pela norma em uso. Importante ressaltar que os dados a serem incluídos variam de acordo com o tipo de publicação: uma referência bibliográfica de um livro é diferente daquela que se faz para um artigo de revista científica ou uma patente.

Há diferentes formatos de referências bibliográficas: APA, ABNT e Vancouver.

A APA, norma da Associação Americana de Psicologia (*American Psychological Association* – *APA*), compreende um padrão de formatação para trabalhos acadêmicos, mais especificamente para artigos de periódicos e livros. Essa norma surgiu com o Manual de Estilo da *American Psychological Association (APA)*, em 1929. Depois disso, o estilo APA teve diversas reedições, com o intuito de adequá-lo às novas necessidades das pesquisas científicas. Em outubro de 2020, a APA apresentou a 7ª edição do Manual de Estilo APA, que substitui a última atualização das normas de 2009.[1]

A 7ª edição é a versão mais atual das normas. As novas normas atendem às demandas mais recentes do mundo acadêmico. A nova edição dá atenção especial à citação de materiais *on-line* e à busca por uma linguagem mais inclusiva. Esta norma é usada principalmente para trabalhos acadêmicos na área de Psicologia, mas também é amplamente utilizada em outras áreas, como ciências sociais e educação. Ela estabelece regras específicas para formatação de trabalhos, incluindo citações, referências, títulos etc. A seção de referências é organizada por ordem alfabética dos sobrenomes dos autores.

É sempre uma boa ideia consultar o manual oficial de estilo da APA ou um guia de formatação APA atualizado para garantir que se esteja seguindo as regras corretamente.

Já a Associação Brasileira de Normas Técnica (ABNT) é uma entidade brasileira privada, fundada em 1940. A associação estabelece quais são as normas internacionalmente aceitas, sejam elas de cunho acadêmico, tecnológico, industrial, produção de serviços, entre outros. As referências são obrigatórias e devem ser listadas ao final do trabalho. Devem ser colocadas todas as obras consultadas para a elaboração do trabalho, sempre em ordem alfabética.[2]

A elaboração de referências bibliográficas e citações, na área da saúde, são norteadas pelo estilo Vancouver. A norma de Vancouver surgiu em 1978, quando um pequeno grupo de editores das mais tradicionais revistas internacionais da área médica, reunido em Vancouver, Canadá, estabeleceu as diretrizes para os formatos dos originais submetidos às suas revistas, em que foram incluídos também os formatos de referências bibliográficas desenvolvidas pela *National Library of Medicine* (NLM, Bethesda, EUA).

O estilo Vancouver, organizado pelo Comitê Internacional de Editores de Revistas Médicas (ICMJE), é amplamente utilizado em normalizações de artigos para periódicos científicos da área da saúde. Diferentemente da ABNT e APA, essa norma é mais voltada para a normalização de citações e referências, não fazendo menção à estrutura do documento ou itens de formatação.

O estilo de requisitos uniformes para originais, submetidos a periódicos biomédicos, conhecido como estilo de Vancouver, foi elaborado pelo Comitê Internacional de Editores de Revistas Médicas (ICMJE) e baseia-se, em grande parte, no padrão ANSI, adaptado pela US National Library of Medicine (NLM).[3]

As citações devem ser listadas de acordo com a ordem de aparecimento no texto e indicadas por números arábicos entre parênteses (1), colchetes [1] ou superíndice, e não pelo sobrenome do autor em ordem alfabética:

A) Numeração entre parênteses, p. ex.: (1), (2), (1, 3) etc.
   Exemplo: O tipo histológico mais frequente é o carcinoma de células escamosas (CCE), que corresponde à faixa de 90 a 95% de todas as malignidades orais (5), (7), (8)
B) Numeração entre colchetes, p. ex.: [1], [2], [1, 3] etc.
   Exemplo: O tipo histológico mais frequente é o carcinoma de células escamosas (CCE), que corresponde à faixa de 90 a 95% de todas as malignidades orais [5], [7], [8]
C) Numeração com sobrescrito, por exemplo:[1-3]
   Exemplo: O tipo histológico mais frequente é o carcinoma de células escamosas (CCE), que corresponde à faixa de 90 a 95% de todas as malignidades orais.[5,7,8]

Cada citação receberá um número único e consecutivo que permanecerá o mesmo, independentemente do local no texto em que esta for mencionada.

As referências bibliográficas utilizadas para compor o texto devem ser dispostas no final do artigo, na ordem em que foram citadas pela primeira vez.

Os elementos essenciais de uma referência com estilo Vancouver são: Autor da publicação. Título e subtítulo (se houver). Edição. Cidade. Editor comercial. Ano de publicação.

Ao incluir estas informações, é fundamental dar um espaço após as pontuações (como ponto, vírgula, ponto e vírgula e dois pontos). O sobrenome do autor deve ser citado com a primeira letra em maiúscula, acompanhado das iniciais dos nomes, sem vírgula entre sobrenome e iniciais do nome e sem ponto entre as iniciais.

As normas não indicam qualquer tipo de destaque gráfico, como negrito, sublinhado ou itálico, na composição das referências. Toda informação acrescentada à referência que for encontrada em alguma fonte que não o documento consultado ou informação complementar à referência, como suporte do documento ou tradução de alguma expressão, deve ser adicionada entre [colchetes].

Exemplo: Zhang Y, Griendling KK, Taylor WR. A critical role for hydrogen peroxide (H_2O_2) in neointima formation induced by carotid ligation [resumo]. Circulation. 2004 Oct 26;110(17 Suppl):III-259. Abstract no. 1238.

Autor(es) (Pessoa Física) – até Três Autores
Citar todos os autores, separados por vírgula.
Exemplos:
- Jenkins PF. Making sense of the chest X-ray: a hands-on guide. New York: Oxford University Press; 2005. 194 p.
- Eyre HJ, Lange DP, Morris LB. Informed decisions: the complete book of cancer diagnosis, treatment, and recovery. 2nd ed. Atlanta: American Cancer Society; 2002.

Autor(es) (Pessoa Física) – mais de Seis Autores
O Guia de Estilo Vancouver permite o uso da expressão *et al.* para suprimir a apresentação dos autores para artigos científicos e para livros, ainda que a recomendação seja que sempre sejam listados todos os autores identificados na publicação.
Use *et al.* somente quando a economia de espaço seja imprescindível (quando a publicação estabelece limite de páginas para as referências.

Autor(es) (Pessoa Física) – com Cinco ou mais Autores
- Exemplo com cinco (5) autores:
  - Dedivitis RA, França CM, Mafra ACB, Guimarães FT, Guimarães AV. Características clínico-epidemiológicas no carcinoma espinocelular de boca e orofaringe. Rev Bras Otorrinolaringol 2004;70(1):35-40.
- Exemplo com seis (6) autores:
  - Carvalho PH, Otoch JP, Khan MA, Sakai P, Guedes HG, Artifon EL. Sedation in colonoscopy by using three different propofol infusion methods and analysis of plasma concentration levels: A prospective comparative study. ABCD. Arquivos Brasileiros de Cirurgia Digestiva (São Paulo). 2016 Dec;29(4):264-8.
- Exemplo com quarenta (40) autores:
  - Rastan S, Hough T, Kierman A, Hardisty R, Erven A, Gray IC, Voeling S, Isaacs A, Tsai H, Strivens M, Washbourne R, Thornton C, Greenaway S, Hewitt M, McCormick S, Selley R, Wells C, Tymowska-Lalanne Z, Roby P, Mburu P, Rogers D, Hagan J, Reavill C, Davies K, Glenister P, Fisher EM, Martin J, Vizor L, Bouzyk M, Kelsell D, Guenet JL, Steel KP, Sheardown S, Spurr N, Gray I, Peters J, Nolan PM, Hunter AJ, Brown SD. Towards a mutant map of the mouse--new models of neurological, behavioural, deafness, bone, renal and blood disorders. Genetica. 2004 Sep;122(1):47-9.

Autor(es) (Pessoa Física) – com Vários Autores
Exemplo com três primeiros autores seguidos de *et al.*

- Rastan S, Hough T, Kierman A et al. Towards a mutant map of the mouse--new models of neurological, behavioural, deafness, bone, renal and blood disorders. Genetica. 2004 Sep;122(1):47-9.

Autor(es) (Pessoa Física) – mais de Seis Autores
Exemplos com seis primeiros autores seguidos de et al. Este exemplo é o mais utilizado em revistas científicas.

- Rastan S, Hough T, Kierman A, Hardisty R, Erven A, Gray IC *et al.* Towards a mutant map of the mouse--new models of neurological, behavioural, deafness, bone, renal and blood disorders. Genetica. 2004 Sep;122(1):47-9.

Sobrenomes Compostos ou Ligados por Hífen
- Antonio Carlos do Espírito Santo: Espírito Santo AC
- Alberto Pacheco e Silva: Pacheco e Silva A
- Renan Paula Souza: Paula Souza R
- João Inácio Pedro Vallery-Radot: Vallery-Radot JIP

Designações (Filho, Júnior, Neto etc.)
Figuram nas entradas, logo após o último sobrenome, devendo ser consideradas na ordem alfabética.

- Paulo Machado Neto: Machado Neto P
- Austher César Guimarães Filho: Guimarães Filho AC
- João Oliveira Sobrinho: Oliveira Sobrinho J
- José Carlos Davis Júnior: Davis Júnior JC

Sobrenomes Precedidos de Artigos ou Contrações de Preposição e Artigo
- Charles Du Maurier: Du Maurier C
- Glein La Fayette: La Fayette G
- Jonh De Vicenzo: De Vicenzo J
- Jane Della Mara: Della Mara J
- Joseph Laurent Zum Busch: Zum Busch JL

Nomes Espanhóis (Entrada pelo Penúltimo Sobrenome)
- Carlos Martinez Vasques: Martinez CV
- Eliseo Quiñones Sanchez: Quiñones ES
- Fernando Rodriguez González: Rodriguez FG

Artigo de Periódico
Os principais elementos são: Autor(es) do artigo. Título do artigo. Título do periódico abreviado. Data de publicação; volume (número/suplemento): página inicial-final do artigo.

Exemplos:

- Halpern SD, Ubel PA, Caplan AL. Solid-organ transplantation in HIV infected patients. N Engl J Med. 2002 Jul 25;347(4 Suppl 2):284-7.

- Feakins RM. Inflammatory bowel disease biopsies: updated British Society of Gastroenterology reporting guidelines. J Clin Pathol. 2013 Dec 1;66(12):1005-26.

Para abreviar corretamente o título dos periódicos, utilize os seguintes catálogos:

- Portal de Revistas Científicas em Ciências da Saúde para revistas nacionais.
- NML Catalog: Journals referenced in the NCBI Databases para revistas internacionais.[4]

Artigo em Formato Eletrônico

Autor(es). Título. Título do periódico abreviado [Tipo de mídia]. Data de publicação [data da citação]; volume(número):paginação. Disponível em: endereço na web do documento (URL).

Exemplos:

- Polgreen PM, Diekema DJ, Vandeberg J, Wiblin RT, Chen YY, David S, Rasmus D, Gerdts N, Ross A, Katz L, Herwaldt LA. Risk factors for groin wound infection after femoral artery catheterization: a case-control study. Infect Control Hosp Epidemiol [Internet]. 2006 Jan [citado em 5 jan. 2007];27(1):34-7. Disponível em: http://www.journals.uchicago.edu/ICHE/journal/issues/v27n1/2004069/2004069.we.pdf
- Poeta LS, Duarte MdFdS, Giuliano IdCB, Mota J. Interdisciplinary intervention in obese children and impact on health and quality of life. Jornal de Pediatria. 2013 janeiro; 89(5): p. 499-504. Acesso em: 21 de ago. 2018. Disponível em: http://www.scielo.br/scielo.php?script=sci_arttext&pid=S0021-75572013000500013.
- ABESO; Associação Brasileira para Estudo da Obesidade e da Síndrome Metabólica [Internet]. Abeso.org.br. 2017 [citado 7 jun 2017]. Acesso em: 21 de ago. 2018. Disponível em: <http://www.abeso.org.br/coluna/cirurgia--bariatrica/cirurgia-bariatrica-a-situacao-atual-do-brasil>.

Artigo de Jornal (Newspaper)

Autor(es). Título do artigo. Título do jornal por extenso. Ano mês abreviado dia. Seção indicada por letra, nome ou número: página (coluna).

Exemplo:

- Tynan T. Medical improvements lower homicide rate: study sees drop in assault rate. Washington Post. 2002 Aug 12; Sect. A:2 (col. 4).

Organização(ões) como Autor(es)

Indicar o(s) nome(s) da(s) organização(ões) quando esta(s) assume(m) a autoria do documento consultado. Quando a autoria for de duas ou mais organizações, usa-se ponto e vírgula. Para identificar a hierarquização dentro da organização, usa-se vírgula.

Exemplo de uma organização:

- Diabetes Prevention Program Research Group. Hypertension, insulin, and proinsulin in participants with impaired glucose tolerance. Hypertension. 2002;40(5):679-86.

Exemplo de duas organizações, sendo uma com hierarquização:

- Royal Adelaide Hospital; University of Adelaide, Department of Clinical Nursing. Compendium of nursing research and practice development. Adelaide (Australia): Adelaide University; 2001.

Autor (Pessoa Física) e Organização como Autores

Indicar o(s) autor(es) (pessoa física) e a organização, separando-os por ponto e vírgula.

Exemplos:

- Vallancien G, Emberton M, Harving N, van Moorselaar RJ; Alf-One Study Group. Sexual dysfunction in 1,274 European men suffering from lower urinary tract symptoms. J Urol. 2003;169(6):2257-61.
- Barnard DR, Alonzo TA, Gerbing RB, Lange B, Woods WG; Childrens Oncology Group. Comparison of childhood myelodysplastic syndrome, AML FAB M6 or M7, CCG 2891: report from the Childrens Oncology Group. Pediatr Blood Cancer. 2007;49(1):17-22.

Agência Governamental como Autor

Indicar o(s) nome(s) da(s) agência(s) governamental(is) quando esta(s) assume(m) a autoria do documento consultado. Quando a autoria for de duas ou mais agências, usa-se ponto e vírgula.

Para identificar a hierarquização dentro da agência, usa-se vírgula.

Indicar o nome do país entre parênteses quando necessário para identificar o país de vinculação conforme *Appendix D: ISO Country Codes for Selected Countries*. Disponível em http://www.ncbi.nlm.nih.gov/books/NBK7249.

Exemplos com uso da identificação do país entre parênteses:

- National Institutes of Health (US). End-of-life care. National Institutes of Health statement on the state of the science. AWHONN Lifelines. 2005 Feb-Mar; 9(1):15-22.
- Ministério da Saúde (BR), Secretaria de Atenção à Saúde, Política Nacional de Humanização da Atenção e Gestão do SUS. Acolhimento e classificação de risco nos serviços de urgência. Brasília: Ministério da Saúde, 2009.

Exemplo com duas agências e identificação do país:
- Centers for Disease Control and Prevention (US); Agency for Toxic Substances and Disease Registry (US). Policy on the inclusion of women and racial and ethnic minorities in externally awarded research; notice. Fed Regist. 1995 Sep 15;60(179):47947-51.

Exemplo com identificação do país como parte do nome da agência (sem necessidade de identificação entre parênteses):
- United States District Court, S.D. Florida, Miami Division. Greenberg v. Miami Children's Hospital Research Institute. Wests Fed Suppl. 2003; 264:1064-78.

Ausência de Autoria

Quando o documento consultado não possui autoria, iniciar a referência bibliográfica pelo título.
Exemplo:
- 21st century heart solution may have a sting in the tail. BMJ. 2002;325(7357):184.

Livros e Outras Monografias

Modelo Padrão - autor(es) pessoal(is)
Autor(es) do livro. Título do livro. Edição. Cidade de publicação: Editora; Ano de publicação.
Exemplo:
- Murray PR, Rosenthal KS, Kobayashi GS, Pfaller MA. Medical microbiology. 4. ed. St. Louis: Mosby; 2002.

Editor(es), Compilador(es) como Autor(es)

Autor(es) do livro, indicação correspondente. Título do livro. Edição. Cidade: Editora; ano de publicação.
Exemplos:
- Gilstrap LC 3rd, Cunningham FG, VanDorsten JP, editores. Operative obstetrics. 2th ed. New York: McGraw-Hill; 2002.
- Ron E, Schneider AB. Thyroid cancer. In: Thun M, Linet MS, Cerhan JR, Haiman CA, Schottenfeld D, editors. Cancer epidemiology and prevention. 4th ed. New York: Oxford University Press; 2017.

Autor(es) e Editor(es)

Autor(es) do livro. Título do livro. Edição. Nome(s) do(s) editor(es) com a indicação correspondente. Cidade de publicação: Editora; ano de publicação.

CITAÇÕES E REFERÊNCIAS   81

Exemplo:

- Breedlove GK, Schorfheide AM. Adolescent pregnancy. 2ª edition. Wieczorek RR, editor. White Plains (NY): March of Dimes Education Services; 2001.

Organização(ões) como Autora(es)
Organização(ões). Título do livro. Cidade de publicação: Editora; ano de publicação.
Exemplo:

- Royal Adelaide Hospital; University of Adelaide, Department of Clinical Nursing. Compendium of nursing research and practice development, 1999-2000. Adelaide (Australia): Adelaide University; 2001.

Capítulo de Livro
Autor(es) do capítulo. Título do capítulo. "In": nome(s) do(s) autor(es) ou editor(es). Título do livro. Edição. Cidade de publicação: Editora; ano de publicação. Página inicial-final do capítulo.
Exemplos:

- Meltzer PS, Kallioniemi A, Trent JM. Chromosome alterations in human solid tumors. In: Vogelstein B, Kinzler KW, editors. The genetic basis of human cancer. New York: McGraw-Hill; 2002. p. 93-113.
- Sobin LH, Gospodarowicz M, Wittekind C. TNM: classificação de tumores malignos. 7. ed. Rio de Janeiro: INCA; 2012. Capítulo: Glândula tireoide (CID-O C73).

Capítulo de Livro – Mesma Autoria
Sobrenome e Prenome(s) do(s) autor(es) (abreviados ou por extenso). Título da obra: subtítulo. Edição. Local de publicação (cidade): Editora; data de publicação. Indicação da parte, título da parte; paginação.
  É aplicado quando for feita a referência de um capítulo de livro cuja autoria é a mesma do autor do livro.
Exemplo:

- Thibodeau GA, Patton KT. Anatomy & Physiology. 5. ed. St. Louis (MO): Mosby; 2003. Chapter 3, Onycholysis; p. 179-90.

Anais de Congresso
Autor(es) do trabalho. Título do trabalho. Título do evento; data do evento; local do evento. Cidade de publicação: Editora; ano de publicação.
Exemplo:

- Harnden P, Joffe JK, Jones WG, editores. Germ cell tumours V. Proceedings of the 5th Germ Cell Tumour Conference; 2001 Sep 13-15; Leeds, UK. New York: Springer; 2002.

Apresentação em Congresso

Autor(es) do trabalho. Título do trabalho apresentado. "In": editor(es) responsáveis pelo evento (se houver). Título do evento: Proceedings ou Anais do... título do evento; data do evento; local do evento. Cidade de publicação: Editora; ano de publicação. Página inicial-final do trabalho.

Exemplo:

- Christensen S, Oppacher F. An analysis of Koza's computational effort statistic for genetic programming. In: Foster JA, Lutton E, Miller J, Ryan C, Tettamanzi AG, editores. Genetic programming. EuroGP 2002: Proceedings of the 5th European Conference on Genetic Programming; 2002 Apr 3-5; Kinsdale, Ireland. Berlin: Springer; 2002. p. 182-91.

Dissertação, Tese e Trabalho de Conclusão de Curso

Autor. Título do trabalho [tipo do documento]. Cidade de publicação: Editora; ano de defesa do trabalho.

Exemplos:

- Borkowski MM. Infant sleep and feeding: a telephone survey of Hispanic Americans [dissertação]. Mount Pleasant (MI): Central Michigan University; 2002.
- Tannouri AJR. Campanha de prevenção do AVC: doença carotídea extracerebral na população da grande Florianópolis [trabalho de conclusão de curso]. Florianópolis: Universidade Federal de Santa Catarina, Curso de Medicina, Departamento de Clínica Médica; 2005.

Material *On-Line*

Segue as mesmas regras que são aplicadas aos artigos em formato impresso, com algumas informações adicionais:

- Inclusão de [internet] depois do título do artigo, identificando onde o documento foi consultado.
- Data da citação - A data de acesso deve vir logo após o ano de publicação, entre colchetes, na ordem: ano, mês e dia, e precedida da palavra "*cited*", assim: [cited 2018 May 18].
- Endereço eletrônico do documento (URL) - O *link* de acesso ao documento deve ser inserido por último {ou após as informações da data de citação, ou após da paginação do documento}, precedido da expressão "*Available from:*"

Essas informações são adicionadas à referência devido às diferenças de apresentação de artigos na internet, que permitem atualizações e modificações no conteúdo publicado.

Artigo em Formato Eletrônico
Autor(es). Título. Título do periódico abreviado [Tipo de mídia]. Data de publicação [data da citação]; volume (número): paginação. Disponível em: endereço na *web* do documento (URL).

Não faça referência ao artigo impresso, quando esse existir, se o que você consultou é a versão eletrônica.

Exemplo:

- Polgreen PM, Diekema DJ, Vandeberg J, Wiblin RT, Chen YY, David S, Rasmus D, Gerdts N, Ross A, Katz L, Herwaldt LA. Risk factors for groin wound infection after femoral artery catheterization: a case-control study. Infect Control Hosp Epidemiol [Internet]. 2006 Jan [citado em 5 jan. 2007];27(1):34-7. Disponível em: http://www.journals.uchicago.edu/ICHE/journal/issues/v27n1/2004069/2004069.web.pdf

Se as pesquisas ocorrerem no PubMed.gov, é possível copiar as referências no estilo Vancouver, colocando inicialmente os autores:

- Uhliarova B, Hajtman A, Braz J. Hashimoto's thyroiditis - an independent risk factor for papillary carcinoma. Otorhinolaryngol. 2018 Nov-Dec;84(6):729-735. doi: 10.1016/j.bjorl.2017.08.012. Epub 2017 Sep 14.

Artigo com DOI
O DOI (*Digital Object Identifier*) é um identificador único para qualquer arquivo digital, trabalhos científicos, revistas, livros, imagens, que, quando catalogados, passam a ter um *link* permanente do documento digital publicado.

Autor(es). Título: subtítulo. Título do periódico abreviado. Data de publicação. Volume (número): página inicial-página final. DOI:

Exemplos:

- Vercellini P, Crosignani PG, Abbiati A, Somigliana E, Viganò P, Fedele L. The effect of surgery for symptomatic endometriosis: the other side of the story. Hum Reprod Update. 2009;15(2):177-88. doi: 10.1093/humupd/dmn062
- Crosignani P, Olive D, Bergqvist A, Luciano A. Advances in the management of endometriosis: an update for clinicians. Hum Reprod Update. 2006;12(2):179-89. doi: 10.1093/humupd/dmi049

Artigo Eletrônico com DOI
Autor(es). Título: subtítulo. Título do periódico abreviado [Tipo de mídia]. Data de publicação [data de citação]; volume (número): página inicial-página final. Disponível em: link. DOI:

Exemplos:
- Terauchi Y, Takamoto I, Kubota N, and others. Glucokinase and IRS-2 are required for compensatory beta cell hyperplasia in response to high-fat diet-induced insulin resistance. J Clin Invest [Internet]. 2007 Jan 2 [cited 2007 Jan 5];117(1):246-57. Available from: http://www.jci.org/cgi/content/full/117/1/246. doi:10.1172/JCI17645

Legislações

A formatação de documentos legais segundo o estilo de Vancouver aplica-se apenas aqueles produzidos nos Estados Unidos. Para este tipo de documento, deve buscar as orientações da norma ABNT NBR 6023:2018.

REFERÊNCIAS BIBLIOGRÁFICAS

1. https://portal.pucminas.br/biblioteca/documentos/APA-7-EDICAO-2022-NV.pdf
2. https://propesq.ufsc.br/para-que-serve-a-abnt-propesq-explica-05
3. http://scielo.iec.gov.br/pdf/ess/v15n1/v15n1a02.pdf
4. https://www.ncbi.nlm.nih.gov/nlmcatalog/

BIBLIOGRAFIA

ABNT. Associação Brasileira de Normas Técnicas. NBR 6023:2002 – Informação e documentação – Referências – Elaboração. Disponível em: https: https://www.abntcolecao.com.br/unicamp/

ABNT. Associação Brasileira de Normas Técnicas. NBR 6023:2018 – Informação e documentação – Referências – Elaboração. 2ª ed. Disponível em: https://www.normasabnt.org/abnt-nbr-6023/

Marconi AM, Lakatos EM. Metodologia do trabalho científico: projetos de pesquisa/ pesquisa bibliográfica/ teses de doutorado, dissertações de mestrado, trabalhos de conclusão de curso. São Paulo: Atlas; 2017. 239p.

Oliveira APWLC. Evolução e classificação. Metodologia científica. 1ª ed. Curitiba: Contentus; 2021. 158p.

PROTOCOLO DE PESQUISA E BANCO DE DADOS

CAPÍTULO 6

Inês N. Nishimoto

Iniciamos este capítulo pensando: "como começar um trabalho de pesquisa?" De forma bem simples e didática, pretende-se indicar alguns passos a serem considerados para a realização de uma pesquisa clínica e/ou epidemiológica. A Resolução nº 196, de 10 de outubro de 1996 do Conselho Nacional de Saúde do Ministério da Saúde adota as seguintes definições:[1]

"II.12 – Pesquisa – classe de atividades cujo objetivo é desenvolver ou contribuir para o conhecimento generalizável. O conhecimento generalizável consiste em teorias, relações ou princípios, ou no acúmulo de informações sobre as quais se baseia, que possam ser corroborados por métodos científicos aceitos de observação e inferência.

II.14 – Pesquisa envolvendo seres humanos – pesquisa que, individual ou coletivamente, envolva o ser humano, de forma direta ou indireta, em sua totalidade ou partes dele, incluindo o manejo de informações ou materiais.

II.17 – Protocolo de pesquisa – documento contemplando a descrição da pesquisa em seus aspectos fundamentais, informações relativas ao sujeito da pesquisa, à qualificação dos pesquisadores e a todas as instâncias responsáveis."

Um projeto de pesquisa com seres humanos deve ser elaborado considerando-se principalmente os aspectos éticos, que serão avaliados pelo Comitê de Ética em Pesquisa (CEP). Além disso, deve-se atentar para alguns aspectos, a fim de obter-se uma resposta adequada:[2]

1. Motivo da pesquisa.
2. Um plano de pesquisa bem elaborado incluindo a relevância do tema após uma pesquisa bibliográfica bem realizada nas plataformas da área de interesse.
3. Um delineamento de estudo adequado se faz necessário, incluindo considerações epidemiológicas, clínicas e temporais.
4. Cada delineamento de estudo requer coleta de dados, critérios de inclusão e exclusão coerentes ao desenho de estudo, inclusive levando em

consideração a escolha das variáveis, de maneira a atender aos objetivos do estudo.

5. Todo o protocolo deve ser elaborado de maneira que justifique o projeto de pesquisa.

Após se definir adequadamente o estudo, importantes aspectos devem ser considerados:

- Aspectos éticos, de acordo com o Ministério da Saúde na Resolução n° 466, de 12 de dezembro de 2012,[3] item "vi – do protocolo de pesquisa:
- O protocolo a ser submetido à revisão ética somente será apreciado se for apresentada toda a documentação solicitada pelo Sistema CEP/CONEP, considerada a natureza e as especificidades de cada pesquisa. A Plataforma Brasil é o sistema oficial de lançamento de pesquisas para análise e monitoramento do Sistema CEP/CONEP."

Considerar itens mencionados no Manual de orientação: Pendências frequentes em protocolos de pesquisa clínica, publicados pelo Conselho Nacional de Saúde.[4]

De acordo com o Conselho Nacional de Saúde do Ministério da Saúde, o protocolo de pesquisa deve conter as seguintes informações:[1]

"VI – Protocolo de Pesquisa

O protocolo a ser submetido à revisão ética somente poderá ser apreciado se estiver instruído com os seguintes documentos, em português:

VI.1 – folha de rosto: título do projeto, nome, número da carteira de identidade, CPF, telefone e endereço para correspondência do pesquisador responsável e do patrocinador, nome e assinaturas dos dirigentes da instituição e/ou organização;

VI.2 – descrição da pesquisa, compreendendo os seguintes itens:

a) descrição dos propósitos e das hipóteses a serem testadas;
b) antecedentes científicos e dados que justifiquem a pesquisa. Se o propósito for testar um novo produto ou dispositivo para a saúde, de procedência estrangeira ou não, deverá ser indicada a situação atual de registro junto a agências regulatórias do país de origem;
c) descrição detalhada e ordenada do projeto de pesquisa (material e métodos, casuística, resultados esperados e bibliografia);
d) análise crítica de riscos e benefícios;
e) duração total da pesquisa, a partir da aprovação;
f) explicitação das responsabilidades do pesquisador, da instituição, do promotor e do patrocinador;
g) explicitação de critérios para suspender ou encerrar a pesquisa;
h) local da pesquisa: detalhar as instalações dos serviços, centros, comunidades e instituições nas quais se processarão as várias etapas da pesquisa;

i) demonstrativo da existência de infraestrutura necessária ao desenvolvimento da pesquisa e para atender eventuais problemas dela resultantes, com a concordância documentada da instituição;
j) orçamento financeiro detalhado da pesquisa: recursos, fontes e destinação, bem como a forma e o valor da remuneração do pesquisador;
l) explicitação de acordo preexistente quanto à propriedade das informações geradas, demonstrando a inexistência de qualquer cláusula restritiva quanto à divulgação pública dos resultados, a menos que se trate de caso de obtenção de patenteamento; neste caso, os resultados devem-se tornar públicos, tão logo se encerre a etapa de patenteamento;
m) declaração de que os resultados da pesquisa serão tornados públicos, sejam eles favoráveis ou não; e
n) declaração sobre o uso e destinação do material e/ou dados coletados.

Devem-se observar as diretrizes da Resolução CNS nº 466/2012, que estabelece as normas e diretrizes para a realização de pesquisas envolvendo seres humanos no Brasil,[5,6] que incluem o item II.17 – protocolo de pesquisa – conjunto de documentos contemplando a descrição da pesquisa em seus aspectos fundamentais e as informações relativas ao participante da pesquisa, à qualificação dos pesquisadores e a todas as instâncias responsáveis."

Após a aprovação do protocolo de pesquisa bem elaborado, incluindo o Termo de Consentimento Livre e Esclarecido (TCLE) pelo CEP (Comitê de Ética em Pesquisa) e CONEP (Comissão Nacional de Ética em Pesquisa), iniciar o projeto de pesquisa.

Para o protocolo de pesquisa, resumindo, temos a considerar:

- Importância da pesquisa após cuidadosa revisão bibliográfica.
- Objetivo e/ou objetivos bem definidos e justificados.
- Apropriado delineamento do estudo, que atenda aos objetivos da pesquisa.
- Tamanho amostral adequado quando requerido, dependendo do desenho do estudo.
- Definição dos critérios de inclusão e ou exclusão de pacientes.
- Definição das variáveis que atendam aos objetivos.[2]

Com a casuística obtida, um banco de dados deve ser preparado para a realização das análises estatística de dados. Geralmente, o *software* de planilha Microsoft Excel é utilizado para esse fim, tendo em vista a plataforma Windows estar comumente instalada em computadores pessoais.

Dependendo dos objetivos, um adequado desenho do estudo deve ser observado e a inclusão de algumas variáveis tornam-se imprescindíveis para obtenção adequada de resultados. Abordaremos a opção de banco de dados aplicados mais comumente em pesquisa clínica e/ou epidemiológica, considerando as categorias de estudos.[7]

Tipo de estudo:

- *Estudos observacionais descritivos*: Descrevem uma situação na população em relação a algumas características demográficas e/ou clínicas.
- *Estudos observacionais analíticos*: Objetivam obter explicação ou explicações devido a alguns processos ou situações de uma doença ser associada a algum evento.

Categorias dos estudos:

- *Estudo transversal ou estudo de prevalência*: Casuística obtida uma única vez e considerada num dado momento; as informações e os dados são obtidos num dado intervalo de tempo.
- *Estudo longitudinal*: Casuística e informação de ocorrência dos eventos obtidos num dado intervalo de tempo que são realizadas mais de uma vez e em período diferente, chamados também de estudo de coorte.
- *Estudo de coorte prospectivo*: Informação de dados dos eventos em mais de um período, prospectivamente.
- *Estudo de coorte retrospectivo*: Obtenção de informação de eventos de forma retrospectiva (geralmente informações obtidas de prontuários ou arquivos médicos).
- *Estudo de caso-controle*: Seleciona-se um grupo de casos de pacientes com característica de objetivo de avaliação de risco e um outro grupo sem o evento para se avaliar a associação entre as variáveis e assim obter os fatores de risco para ocorrência de uma doença.
- *Ensaio clínico*: Na prática clínica, inclui indivíduos ou pacientes como objeto de investigação, geralmente utilizando o processo de randomização e fornecendo relações de causalidade.

As informações podem ser coletadas por meio de questionários, entrevistas, prontuários e outros meios, de forma adequada e atendendo ao tipo e objetivo do estudo.

Independentemente do tipo do estudo, geralmente as variáveis demográficas (idade, raça e gênero) devem ser obtidas por questionários, entrevistas ou prontuários.

Portanto, além dos dados demográficos, é muito importante considerar as variáveis:

- *Estudo transversal ou estudo de prevalência*: Informações de interesse como dados clínicos, estilo de vida, tratamento, complicações, história familiar e outras variáveis no momento ou no período de estudo.
- *Estudo de coorte prospectivo*: Data de início; data da última informação ou data óbito ou data da ocorrência de eventos-objeto do estudo final, variáveis clínicas de interesse e ocorrência de evento (alta, óbito, resposta e outros) obtidas por acompanhamento ao longo do tempo estipulado.

- *Estudo de coorte retrospectivo*: Definir evento (alta, óbito, resposta e outros); idem ao estudo prospectivo, no entanto, informações obtidas retrospectivamente por meio de averiguações ocorridas ou prontuários.
- *Estudo de caso-controle*: Para cada caso e controle, obter as mesmas informações, como estilo de vida, hábitos alimentares, história familiar de uma dada doença e fatores de risco obtidos em estudos de coorte ou caso-controle.

Os fatores prognósticos são, na maioria das vezes, obtidos por meio dos estudos de coorte retrospectivos e fatores de risco, na maioria, por meio dos estudos de coorte prospectivos e caso-controle.

Antes de iniciar a inclusão de dados numa planilha, sugere-se criar uma legenda, por exemplo:

- Nome da variável (até no máximo 8 caracteres sem espaço, sem acento ou ç).
- Idade – variável numérica em anos ou meses ou dias.
- Gênero = (1) masculino; (2) feminino.
- Raça = (1) branco; (2) outros.
- Dataini = data início (dd/mm/aaaa).
- Datafim= data final (dd/mm/aaaa).
- Dataobito= data óbito (dd/mmm/aaaa).
- Evento = (1) alta; (2) óbito (3) resposta positiva.
- Trataini = tratamento inicial: (1) cirurgia; (2) quimioterapia; (3) radioterapia.
- Complica = complicações: (0) nenhuma; (1) sangramento; (2) outras.
- Histfam = história familiar (0) não; (1) sim.
- No caso de respostas sim/não, sugere-se utilizar (0 = não) e (1 = sim).

Como exemplo, seguem-se questionários apenas como sugestão, que foram elaborados com caráter apenas didático. Para estudo caso-controle deve-se assinalar se o questionário se refere a paciente caso ou se é um controle (Quadro 6-1).

Considerando a opção para estudo de coorte, o mesmo questionário pode ser considerado para estudo retrospectivo ou prospectivo (Quadro 6-2). A diferença entre eles é a coleta das informações.

As sugestões acima são apenas de caráter didático. As informações devem ser coletadas de forma a atender aos objetivos do estudo.

Continuando, na digitação dos dados em uma planilha, as informações serão representadas por variáveis numéricas (números) e por variáveis nominais ou categóricas (categorias). Os dados categóricos podem ser representados por números, como vimos nos questionários ou fichas, embora sendo números são dados nominais ou categóricos. Quando da inclusão de informações na planilha de dados, atentar para não digitar textos como, por exemplo: "Não Informado" ou "NI" ou "?" nas variáveis numéricas, pois não são números. Variável numérica contém números e as variáveis categóricas podem conter números ou textos (Fig. 6-1).

Quadro 6-1. Sugestão de protocolo de pesquisa

Ficha Epidemiológica – Estudo caso-controle

Caso |__| Controle |__|

Identificação ID |__|__|__|

Registro Hospitalar RGH |__|__|__|__|__|__|-|__|

Nome (iniciais) _____

Data de Nascimento |__|__|-|__|__|-|__|__|__|

Idade (anos) |__|__|__|

Cidade de Nascimento _____ Estado _____ País _____

Gênero: (1) masculino (2) feminino |__|

Raça: (1) branca (2) amarela (3) negra (4) pardo (5) mulato (9) ignorado |__|

Estado Civil: (1) solteiro (2) casado (3) viúvo (4) separado/divorciado |__|

Grau de Instrução: (0) analfabeto (1) primeiro grau (2) segundo grau (3) técnico profiss. (4) colegial (5) superior |__|

Atualmente Tabagista: (0) não (1) ex-tabagista (2) sim |__|

Atualmente Etilista: (0) não (1) ex-etilista (2) sim |__|

Alguém de sua família tem ou já teve câncer (0) não (1) sim |__|

Grau de Parentesco (0) nenhum (1) pai (2) mãe (3) irmão (4) filho (5) tio (6) primo (7) cônjuge (8) avô |__|__|__|__|

Localização do Tumor _____

Quadro 6-2. Sugestão de protocolo de pesquisa

Ficha – Levantamento de Dados

Ficha Número |__|__|__|

Registro Hospitalar (RGH) |__|__|__|__|__|__|-|__|

Nome (iniciais) _____

Data de Nascimento |__|__|-|__|__|-|__|__|__|__|

Data da Cirurgia ou Tratamento Inicial |__|-|__|__|-|__|__|__|__|

Gênero (1) masculino (2) feminino |__|

Raça (1) branca (2) amarela (3) negra (9) ignorado |__|

Local do Tumor _____ |__|__|__|__|

Estádio T (1) T1 (2) T2 (3) T3 (4) T4 (9) TX |__|

Estádio N (1) N1 (2) N2 (3) N3 (4) N4 (9) NX |__|

Estádio M (1) M1 (2) M2 (3) M3 (4) M4 (9) MX |__|

Estadiamento Clínico (EC) _____ |__|

Tratamento Realizado _____ |__|__|__|__|

(1) RXT adjuvante (2) RXT neoadjuvante (3) QT adjuvante (4) QT neoadjuvante (9) outros _____

Status _____ |__|

(1) vivo sem doença (2) vivo com doença (3) morte por câncer (4) morte por outras causas (5) perdido de vista

Data da última informação |__|__|-|__|__|-|__|__|__|__|

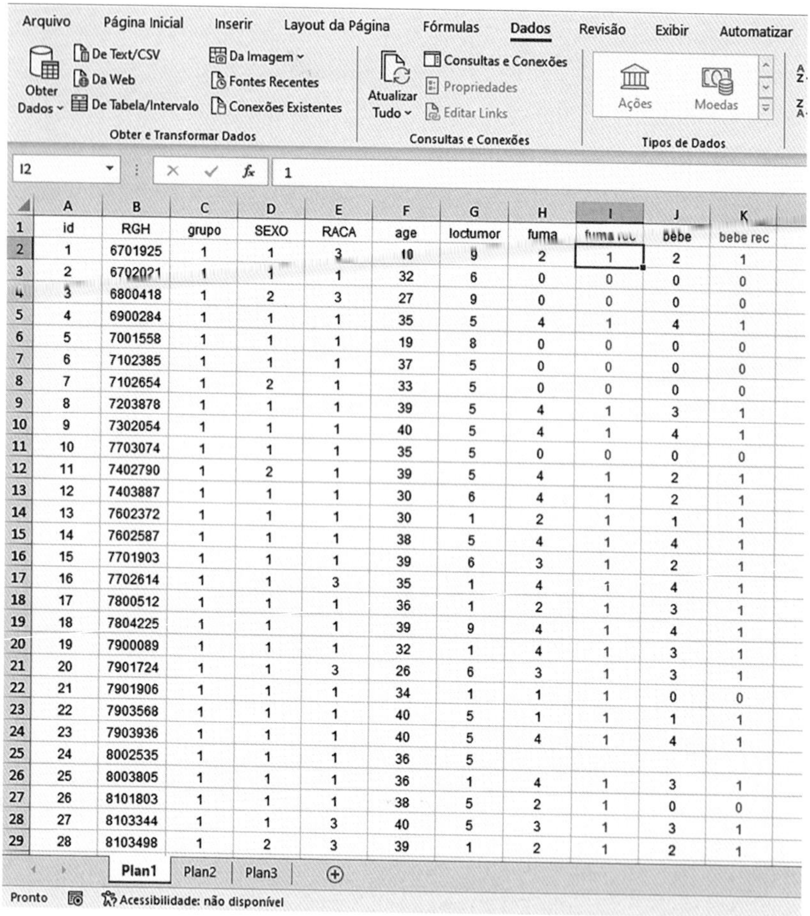

	A	B	C	D	E	F	G	H	I	J	K
1	id	RGH	grupo	SEXO	RACA	age	loctumor	fuma	fuma rec	bebe	bebe rec
2	1	6701925	1	1	3	10	9	2	1	2	1
3	2	6702021	1	1	1	32	6	0	0	0	0
4	3	6800418	1	2	3	27	9	0	0	0	0
5	4	6900284	1	1	1	35	5	4	1	4	1
6	5	7001558	1	1	1	19	8	0	0	0	0
7	6	7102385	1	1	1	37	5	0	0	0	0
8	7	7102654	1	2	1	33	5	0	0	0	0
9	8	7203878	1	1	1	39	5	4	1	3	1
10	9	7302054	1	1	1	40	5	4	1	4	1
11	10	7703074	1	1	1	35	5	0	0	0	0
12	11	7402790	1	2	1	39	5	4	1	2	1
13	12	7403887	1	1	1	30	6	4	1	2	1
14	13	7602372	1	1	1	30	1	2	1	1	1
15	14	7602587	1	1	1	38	5	4	1	4	1
16	15	7701903	1	1	1	39	6	3	1	2	1
17	16	7702614	1	1	3	35	1	4	1	4	1
18	17	7800512	1	1	1	36	1	2	1	3	1
19	18	7804225	1	1	1	39	9	4	1	4	1
20	19	7900089	1	1	1	32	1	4	1	3	1
21	20	7901724	1	1	3	26	6	3	1	3	1
22	21	7901906	1	1	1	34	1	1	1	0	0
23	22	7903568	1	1	1	40	5	1	1	1	1
24	23	7903936	1	1	1	40	5	4	1	4	1
25	24	8002535	1	1	1	36	5				
26	25	8003805	1	1	1	36	1	4	1	3	1
27	26	8101803	1	1	1	38	5	2	1	0	0
28	27	8103344	1	1	3	40	5	3	1	3	1
29	28	8103498	1	2	3	39	1	2	1	2	1

Fig. 6-1. Planilha 1, elaborada com intuito didático.

Existe a variável grupo, sendo o grupo 1 os dados dos casos e o grupo 2 os controles. Onde está "em branco" significa que não foi possível ter a informação, por exemplo, do caso cujo ID ou número da ficha 24. Neste exemplo, optou-se por omitir nome ou iniciais dos pacientes, deixando-se apenas o número do registro hospitalar. Onde as informações são dados numéricos, não se notam textos ou informações não numéricas. Entretanto, a variável sexo foi preenchida com números que são categorias, sendo 1 – masculino e 2 – feminino, conforme está nas fichas. O mesmo ocorre com a raça, em que cada número representa uma categoria (Fig. 6-2).

PROTOCOLO DE PESQUISA E BANCO DE DADOS

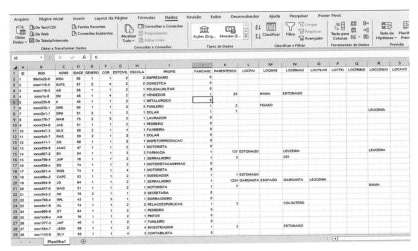

Fig. 6-2. Planilha 2, elaborada com intuito didático.

A Figura 6-2 mostra a variável "PROFIS" que significa profissão. Todos os textos estão com letras maiúsculas e é ideal incluir textos com até no máximo 8 a 10 caracteres. É importante padronizar, pois, quando se utilizarem pacotes estatísticos, se a mesma informação foi digitada de forma diferente, por exemplo, "FAXINEIRA" e "Faxineira," serão interpretadas como profissões diferentes. Novamente é importante também não acentuar, como em "INSPETORPRODUCAO", em que se optou por omitir "DE" para reduzir o número de caracteres sem "ç" ou til.

Sempre atentar para preencher os dados de cada indivíduo na linha e coluna corretamente.

Na planilha da Figura 6-2, o ID=4 refere-se ao paciente EM, homem, vendedor, com famcanc = 1 indicando sim, familiar com histórico de câncer e o grau de parentesco 23, representando que possui mãe com histórico de câncer de mama e irmão com câncer de estômago. Na planilha a seguir, podemos notar o ID 19, com grau de parentesco 1234, ou seja, quatro parentes. A planilha está corretamente preenchida e, quando histfam = 0, não há informações, e todas as células da planilha sem informação estão "em branco".

Aqui se apresenta de forma simples e resumida um preenchimento de planilha de dados ou "banco de dados" de maneira a ajudar no processo de inclusão dos dados para posteriormente serem analisados estatisticamente.

Existem alguns pacotes de programas para computadores que auxiliam na elaboração de questionários, no preparo do banco de dados e na análise estatística. Podemos citar o Epi Info, que é de domínio público (https://

www.cdc.gov/epiinfo/por/pt_index.html), desenvolvido pelo *CDC – Centers for Disease Control and Prevention*, que pode ser obtido por meio de sua página https://www.cdc.gov/epiinfo/por/pt_pc.html

Alguns hospitais têm acesso a uma ferramenta disponibilizada pela Ebserh chamada *REDCap (Research Eletronic Data Capture)*, desenvolvida pela *Vanderbilt University*, dos Estados Unidos. É um *freeware*, ou seja, um programa sem custos para sua aquisição, mas requer autorização. (https://www.gov.br/ebserh/pt-br/hospitais-universitarios/regiao-sudeste/hu-ufjf/comunicacao/noticias/2022/plataforma-redcap-possibilita-construir-e-gerenciar-bancos-de-dados-e-pesquisas-online).

REFERÊNCIAS BIBLIOGRÁFICAS

1. https://bvsms.saude.gov.br/bvs/saudelegis/cns/1996/res0196_10_10_1996.html. Acesso em: 23/12/2023.
2. Hulley SB, Cummings SR, Browner WS, Grady DG, Newman TB. Delineando a pesquisa clínica. 4ª ed. Porto Alegre: Artmed; 2015. Cap. 1, 2 e 3. p.3-45.
3. https://bvsms.saude.gov.br/bvs/saudelegis/cns/2013/res0466_12_12_2012.html. Acesso em: 23/12/2023.
4. https://conselho.saude.gov.br/comissoes-cns/conep. Acesso em: 23/12/2023.
5. https://conselho.saude.gov.br/resolucoes/2012/Reso466.pdf. Acesso em: 23/12/2023.
6. https://conselho.saude.gov.br/ultimas_noticias/2013/06_jun_14_publicada_resolucao.html. Acesso em: 23/12/2023.
7. Jekel JF, Elmore JG, Katz DL. Epidemiologia, bioestatística e medicina preventiva. Porto Alegre: Artes Médicas; 2005. p.80-95.

TIPOS DE TRABALHO CIENTÍFICO

Débora dos Santos Queija

INTRODUÇÃO

O trabalho científico tem por objetivo trazer conhecimento à comunidade científica de forma sistemática e padronizada. Apresenta uma estrutura organizada e deve seguir normas determinadas de acordo com a situação ou o ambiente. Pode ser apresentado em forma de resumo, resenha, resenha crítica, pôster, relatório, artigo acadêmico, artigo científico, monografia, trabalho de conclusão de curso, dissertação de mestrado, projeto de pesquisa, tese de doutorado, fichamento, memorial e projeto integrado multidisciplinar. Cada forma apresenta suas particularidades de acordo com o local em que é desenvolvida, as normas estabelecidas e o tipo e objetivo do trabalho. Preservam entre si algumas características em comum pela necessidade de padronização e sistematização.

Ao iniciar um trabalho científico, recomenda-se partir de uma ideia e subsequente(s) pergunta(s) inicial(is). Estas informações podem ser o marco que fornecerá o direcionamento do trabalho e determinará o desenho do estudo a ser utilizado. Essa pergunta emerge, em geral, de uma dúvida e da necessidade de responder uma ou diversas questões formuladas.[1,2] Para dar seguimento, recomenda-se organizar o processo em etapas: planejamento, desempenho, documentação, análise e, finalmente, a publicação. Esta última é uma representação formal do trabalho ou de parte dele diante da comunidade relacionada com a área científica em questão. É uma oportunidade de compartilhamento com colegas e de enriquecimento da área. Ainda, o artigo científico é, de fato, a verdadeira contribuição com a ciência.

Entende-se que pesquisar requer observar e/ou analisar fenômenos, elaborar ideias, modelos, projetos, testar procedimentos ou aparelhos com o olhar no avanço científico e, por consequência, promover impacto positivo para a comunidade em geral.

A princípio, o trabalho a ser desenvolvido deve ter como base o levantamento da literatura disponível para que se possa ter um panorama dos estudos publicados em periódicos, livros, portais ou plataformas de associações/organizações de referência, por exemplo, o Instituto Nacional do Câncer (INCA) que oferece dados epidemiológicos, legislações, diagnóstico e possibilidades de tratamento para o câncer.

A pergunta determinará, na maioria das vezes, o tipo de estudo a ser implantado e as hipóteses: O que? Quando? Como? Por quê? Quantos? Etc. Ao questionar, por exemplo, sobre a qualidade de vida em determinada população, devem-se especificar alguns determinantes, no intuito de facilitar a obtenção das respostas às indagações (tipo de população: saudável × portador de alguma limitação/incapacidade/doença, condição socioeconômica, faixa etária; região: país, estado, cidade, bairro, local específico onde o grupo analisado se encontra; o método de análise: qual instrumento será utilizado; tempo: o período do levantamento dos dados).[3-8]

Para facilitar a compreensão da metodologia científica e por se tratar de um conjunto de procedimentos em contextos diferentes, para fins didáticos, classifica-se a pesquisa em diferentes focos. Sua aplicação dependerá de fatores como o objeto da pesquisa, da metodologia empregada e do problema a ser resolvido.

TIPO DE PESQUISA QUANTO AO ENFOQUE OU À NATUREZA[9-13]

- *Básica ou pura*: Busca a ampliação do conhecimento e melhora nas teorias científicas sem que haja aplicação imediata dos resultados obtidos. Seu principal objetivo é a compreensão de fenômenos naturais ou de outra natureza. Envolve verdades e interesses universais. É empregada para avaliação (para atribuir valor) ou diagnóstico (traçar o panorama de uma realidade). Um exemplo seria um estudo da ação *in vitro* dos inibidores da tirosina quinase, uma classe de medicamentos que induz a morte celular e pode ser utilizada no tratamento de alguns tumores.
- *Aplicada*: Resolve problemas e necessidades imediatas, gerando conhecimento de aplicação prática para solucionar problemas específicos. Seus resultados geralmente são usados a curto e médio prazo com intuito econômico e social. Tem como escopo também a integração com a pesquisa básica ao utilizar suas descobertas para novos métodos de alcançar um objetivo específico. Um exemplo, no caso dos inibidores da tirosina quinase, seria, devido ao efeito de inibição da angiogênese, no uso em pacientes portadores de câncer de tireoide avançado e/ou recidivado e refratário a outras modalidades de tratamento. A pesquisa básica já aplicada no contexto clínico é o que caracteriza os estudos ditos translacionais.

TIPO DE PESQUISA QUANTO À FORMA[8-10,12-13]

- *Experimental*: É determinada pelo objeto de investigação e pode ser desenvolvida em laboratório (ambiente artificial) ou em campo (condições de manipulação). Neste tipo de desenho, os participantes são divididos em grupos experimental e de controle. A inclusão é submetida à distribuição de forma aleatória para que haja composição de grupos semelhantes.
- *Não Experimental*: Não há variáveis e o contexto é observado diretamente.
- *Ex-Post-facto*: Verifica relações de causa e efeito por meio de dados já catalogados, e analisa os resultados e/ou consequências. É utilizada com frequência em pesquisas na área de Ciências Sociais. Neste caso, os fatos não podem ser modificados e são comparados com alguma variável. Por exemplo, estudar os efeitos psicológicos e socioeconômicos dos moradores da região de onde houve o rompimento da barragem da Mina do Córrego do Feijão em Brumadinho/MG, Brasil.

TIPO DE PESQUISA QUANTO À MODALIDADE[6-13]

- *Exploratória*: Caracterização inicial do problema e primeira etapa de toda a pesquisa.
- *Teórica*: Ampliar fundamentos teóricos, definir sistemas e modelos teóricos, e relacionar hipóteses.
- *Aplicada*: Investiga, confirma ou rejeita hipóteses advindas de modelos teóricos.
- *De campo*: Pautada na observação dos fatos e em como ocorrem. Permite separar e controlar variáveis, compreender e estudar as relações estabelecidas.
- *Experimental*: Determina o objeto do estudo, seleciona as variáveis apropriadas para influenciá-las e define as formas de controle, bem como de observação dos efeitos que cada variável produz no objeto.
- *Bibliográfica*: Resgata o conhecimento científico reunido sobre um determinado tema.

TIPO DE PESQUISA QUANTO À ABORDAGEM[6-13]

- *Quantitativa*: Quando traduz em números opiniões e informações que podem ser classificadas e analisadas. Os dados são obtidos por meio de algum tipo de contagem, escala, teste estatístico ou medição. Exige o cumprimento de etapas: ideia e formulação do problema, revisão de literatura e desenvolvimento do embasamento teórico, panorama da abrangência do estudo, elaboração de hipótese e definição de variáveis, desenvolvimento do desenho da pesquisa, definição e seleção da amostra, coleta de dados, análise de dados, e elaboração do relatório de resultados.[6-12]
- *Qualitativa*: Ao extrair as informações com base em narrativas e/ou observações. Carrega uma preocupação com a subjetividade e investiga aspectos mais específicos, com abordagem ampla, buscando saber como determinados indivíduos se sentem frente às situações. Os dados, nesse caso, são coletados

diretamente no contexto natural e nas interações sociais em que ocorrem. Seu processo envolve a ideia e formulação do problema, revisão de literatura, imersão em campo, concepção e desenho do estudo, definição e acesso à amostra, coleta de dados, análise dos dados, muitas vezes, baseada na repetição de ideias e característica, interpretação dos resultados e elaboração do relatório.[2,6-11]

- *Mista ou "Qualiquantitativa"*: aborda tanto os valores filosóficos quanto de investigação científica. O método misto envolve a coleta e análise rigorosa dos dados quantitativos e qualitativos, e pode priorizar um ou outro de acordo com a necessidade. Esta estratégia é empregada quando só um tipo de método não é suficiente para analisar e responder às perguntas do estudo.

TIPO DE PESQUISA QUANTO AO OBJETIVO[10,12-16]

Uma vez definido o que você vai estudar, o próximo passo é escolher o tipo de pesquisa a ser utilizada para atender os seus objetivos, conforme detalhado na Figura 7-1.

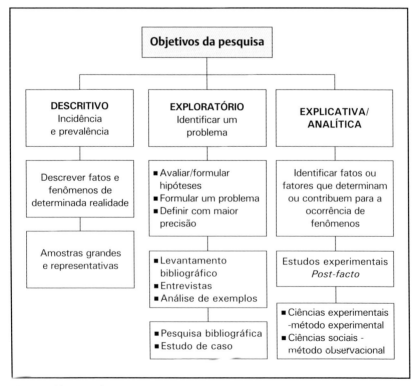

Fig. 7-1. Objetivos da pesquisa.

TIPO DE ESTUDO DE ACORDO COM A INTERFERÊNCIA[10,12-16]

- *Observacional*: O pesquisador observa as características da doença e sua evolução, sem intervir ou modificar qualquer aspecto.
- *Intervenção*: O pesquisador interfere por inclusão, exclusão ou modificação de algum fator.

TIPO DE ESTUDO PELO PERÍODO DE SEGUIMENTO[10,12-16]

- *Transversal, Cross-Sectional, Sectional*: Retrata uma situação ou fenômeno em um momento não definido e representado pela doença ou transtorno. É empregado quando a exposição é relativamente constante no tempo e o efeito é crônico. Imprime um corte em uma determinada população por meio de uma amostragem, examina essa população e a respectiva exposição e a presença de efeito. Por exemplo, estudo da qualidade de vida e depressão em portadores de câncer de mama atendidos no ambulatório de um Centro de Oncologia de uma determinada região. Os sujeitos são convocados para a entrevista e convidados a participar do estudo. O questionário é aplicado naquele determinado momento para levantamento dos dados que serão cruzados com outras variáveis de interesse.
- *Longitudinal, com Seguimento, Sequencial, Follow-Up*: Apresentam uma sequência temporal conhecida entre uma exposição e outra, ou ausência ou intervenção terapêutica ao longo de um período e o surgimento ou evolução da doença. Estudam processos ao longo do tempo. Podem ser prospectivos ou retrospectivos e aplicados em seres humanos, células em culturas, microrganismos etc. Por exemplo, estudar a interferência da prática da corrida regular nos níveis de colesterol em mulheres de uma determinada faixa etária por um período de três anos.

TIPOS DE ESTUDO PELA DIRECIONALIDADE TEMPORAL (FIG. 7-2)[15-17]

- *Prospectivo, Contemporâneo, Prospectivo Concorrente, Concorrente*: Parte do momento presente e segue para o futuro.
- *Retrospectivo, Estudo Histórico, Prospectivo não Concorrente, não Concorrente, Invertido*: Desenvolvido com base em dados já existentes e segue adiante até o momento vigente.

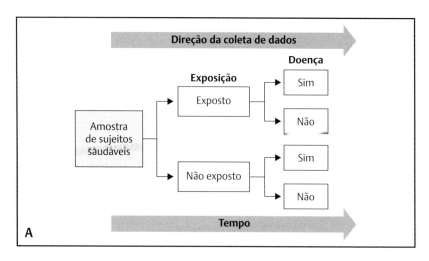

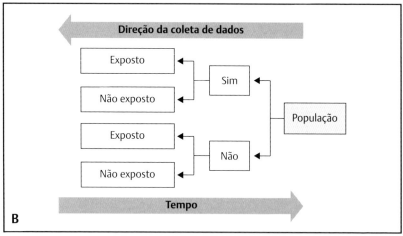

Fig. 7-2. (A,B) Tipos de estudo de acordo com a direcionalidade temporal.

TIPOS DE ESTUDO PELA COLETA DE DADOS[4,10,12-17]

- *Primário*: Os dados coletados e analisados são originais, ou seja, coletados pela primeira vez.
- *Secundários*: Servem-se de estudos publicados para obter as melhores evidências. Em geral, estabelecem conclusões baseadas em estudos primários: revisão narrativa, revisões sistemáticas, revisão integrativa, metanálises, avaliação de tecnologia, avaliação econômica, guia de prática clínica etc.

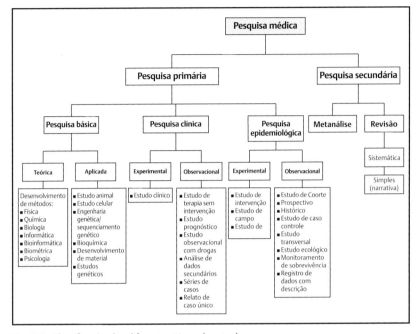

Fig. 7-3. Classificação dos diferentes tipos de estudo.

Agrupando todas as características anteriormente descritas, os diferentes estudos da pesquisa da área da saúde podem ser classificados conforme demonstrado na Figura 7-3.

CONSIDERAÇÕES FINAIS

A escolha do tipo de estudo adequado para responder à pergunta deve considerar não só as questões científicas, como também os recursos pessoais e institucionais que deverão ser disponibilizados. Além disso, as questões práticas relacionadas com a viabilidade (local, população, objetivos, requisitos necessários para o desenrolar do projeto e a equipe disponível para tal), sem renunciar aos aspectos éticos.

REFERÊNCIAS BIBLIOGRÁFICAS

1. Cesario JMS, Flauzino VHP, Mejia JVC. Metodologia científica: principais tipos de pesquisas e suas caraterísticas. Rev Cient Mult Núcleo do Conhecimento. 2020;(5):23-33.
2. Dircinha S. Scientific method and research in health: orientation for professional practice. J Hum Growth Dev. 2019;29(1):5-9.

3. Röhrig B, du Prel JB, Blettner M. Study designs in medical research: Part 3 of a Series on the Evaluation of Scientific Publications. Dtsch Arztebl Int. 2009;106(11):184-9.
4. Röhrig B, du Prel JB, Wachtlin D, Blettner M. Study designs in medical research: Part 3 of a Series on the Evaluation of Scientific Publications. Dtsch Arztebl Int. 2009;106(15):262-8.
5. Thiese MS. Observational and interventional study design types; an overview. Biochem Med. 2014;24(2):199-210.
6. Vieira S, Hossne WS. Metodologia científica para a área de saúde. 3. ed. Barueri, São Paulo: Grupo GEN; 2021.
7. Lima-Costa MF, Barreto SM. Types of epidemiologic studies: concepts and uses in the area of aging. Epidemiol Serv Saude. 2003;12(4):189-201.
8. Merchán-Hamann E, Tauil PL. Proposal for classifying the different types of descriptive epidemiological studies. Epidemiol Serv Saúde. 2021;30(1):e2018126.
9. Sampieri RH, Collado CF, Lucio PB. Metodologia da pesquisa. 5. ed. Porto Alegre: Penso; 2013.
10. Gil AC. Métodos e técnicas de pesquisa social. 6. ed. São Paulo: Atlas; 2008.
11. Santos JLG, Erdmann AL, Meirelles BHS, Lanzoni GMML, Cunha VP, Ross R. Integração entre dados quantitativos e qualitativos em uma pesquisa de métodos mistos. Texto Contexto Enferm. 2017,26(3):e1590016.
12. Lozada G, Nunes KS. Metodologia científica. Porto Alegre: Grupo A; 2019.
13. Lakatos EM. Fundamentos de Metodologia Científica. 9. ed. Rio de Janeiro: Grupo GEN; 2021.
14. Appolinario F. Dicionário de metodologia científica. 2. ed. São Paulo: Atlas; 2011.
15. Response and Follow-Up bias in Cohort Studies. Am J Epidemiol. 1977;106(3):184-7.
16. Fletcher RH, Fletcher SW, Wagner EH. Epidemiologia clínica: elementos essenciais. 3. ed. Porto Alegre: Artmed; 2003.
17. Hochman B, Nahas FX, Filho RSO, Ferreira LM. Desenhos de pesquisa. Acta Cir Bras. 2005;20:2-9.

RELATO DE CASO

CAPÍTULO 8

Joseph Bruno Bidin Brooks

INTRODUÇÃO

Os relatos de casos são ferramentas fundamentais e parte integrante da literatura médica ao longo da história.[1,2]

O exemplo mais antigo de um caso clínico preservado na literatura médica é um texto de um antigo papiro egípcio datado do século XVI a.C., relatando um deslocamento de maxila após traumatismo de face.[3]

O médico e professor William Osler, considerado o "Pai da Medicina Moderna" (Fig. 8-1), publicou mais de 1.300 artigos, dentre eles, relatos de doenças desconhecidas. "Sempre anote e registre o incomum. Publique-o. Coloque-o em registro permanente como uma nota curta e concisa. Tais comunicações são sempre valiosas."[4]

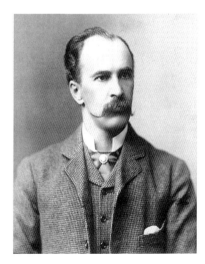

Fig. 8-1. Retrato do professor William Osler enquanto professor de Medicina na Universidade da Pensilvânia de 1884 a 1888. (Fonte: Wikipedia – Domínio público.)

Embora os relatos de casos sejam considerados os mais baixos na hierarquia da prática baseada em evidências na medicina, fornecem informações essenciais para eventos desconhecidos e experiências individuais compartilhadas, por melhor compreensão e otimização do atendimento ao paciente.[5]

ETAPAS PARA ELABORAÇÃO DE UM RELATO DE CASO

O relato de caso é frequentemente o primeiro texto médico escrito na iniciação científica. Estes autores deparam-se com ambiente acadêmico com uma condição clínica ou realizam um procedimento que consideram relevante e que merece ser relatado.[8-12]

Após selecionar o caso clínico com o auxílio de colegas e do responsável técnico, deve-se avaliar se o relato preenche critérios de seleção para (Quadro 8-1), então, obter-se informação e opinião de especialistas na área de atuação.[2]

Quando a descrição do relato de caso é realizada e encaminhada ao periódico de maior relevância científica, não adequado aos critérios de seleção, é frequentemente rejeitado pelo mesmo periódico e outros periódicos, desestimulando os autores e até mesmo descartando o texto.

Se o retorno for positivo, realize pesquisa bibliográfica, por meio de bancos de dados nacionais e internacionais. Os artigos indexados em redes de busca livre à base de dados irão melhorar a sua compreensão do assunto e dar melhor preparo para construção do próprio relato.

Obtenha consentimento informado do paciente; caso contrário, o relato não será aceito para publicação. Peça permissão ao profissional responsável pelo caso antes de escrever seu relatório.

Depois de revisar a literatura e melhorar seu conhecimento sobre o assunto, registre os dados da história clínica, resultados de exames e tratamento. Exclua todas as informações pessoais, identificadores ou contatos dos pacientes detalhados do relatório preparado, incluindo o exame radiológico ou imagens histopatológicas antes de copiá-las para o seu artigo.

Verifique os critérios exigidos e o formato apropriado para preparar o relato de caso e aumentar a aceitabilidade para publicação.[13-14]

Quadro 8-1. Critérios para seleção de relato de caso

- Efeitos colaterais não relatados e/ou incomuns
- Interações adversas envolvendo medicamentos
- Apresentação inesperada ou incomum de uma doença
- Novas associações ou variações no processo da doença
- Apresentações, diagnóstico e/ou gestão de doenças emergentes
- Associação inesperada entre doença ou sintomas
- Evento inesperado durante a observação ou o tratamento do paciente
- Descobertas sobre patogênese de uma doença ou efeito adverso

TIPOS DE RELATOS DE CASOS

Antes de começar a escrever um relato de caso, é preciso conhecer os diferentes tipos de relatos de caso que existem.[15] De modo geral, os relatos de casos clínicos podem ser divididos em duas categorias:

A) *Relacionados com o diagnóstico*: Estes incluem relatos de casos que descrevem doenças novas ou pouco prevalentes; apresentação incomum de doença conhecida; etiologia incomum ou nova para uma doença conhecida; novo teste ou método de diagnóstico; associação inesperada entre doenças ou sintomas.

B) *Relacionados com a abordagem*: Estes relatos de casos descrevem um tratamento ou procedimento cirúrgico novo; efeito colateral novo ou incomum ou desafio terapêutico.

Além das categorias descritas, os relatos de casos podem abordar questões, como variação de uma estrutura anatômica, casos inesperados e pouco frequentes.[16]

Qual tópico escolher para um relato de caso? A maioria dos periódicos, especialmente aqueles que publicam apenas relatos de casos, fornece uma extensa lista de tópicos que geralmente são aceitos. Isso geralmente está de acordo com a ampla política de publicação da revista. Outras revistas não fornecem diretrizes extensas, mas apresentam regras gerais.[13]

Os autores devem compreender que não é a raridade ou a natureza incomum de um caso que o leva a ser aceito. Os relatos de casos são aceitos se contiverem uma mensagem de aprendizagem-chave que possa mudar ou alterar a prática clínica. Também aqueles que contribuírem com novos conhecimentos, levantando uma nova questão de investigação que conduza a uma verificação. Os autores iniciantes devem ter atenção para não desvalorizar o valor educativo do relato, o que resulta a sua não aceitação pelo periódico.

FORMATO PARA DESCRIÇÃO DE RELATO DE CASO: COMO ESTRUTURAR UM RELATÓRIO DE CASO?

A maioria dos periódicos fornece aos autores orientações sobre como estruturar o relato de caso. Os autores que planejam escrever um relato de caso devem familiarizar-se com elas.

A contagem de palavras para relato de caso pode variar de um periódico para outro, mas geralmente não deve exceder 1.500 palavras; portanto, a versão final do relato deve ser clara, concisa e focada, incluindo apenas informações relevantes com detalhes suficientes. O formato adotado pela maioria dos relatos de casos está resumido no Quadro 8-2. Alguns dos pontos-chave de cada seção de um relato de caso estão descritos a seguir:

Quadro 8-2. Lista de observações na redação do relato de caso[2]

Tópico	Descrição
Folha de rosto	1. Título: "relato de caso" deve ser acrescentado no título
	2. Nome dos autores: não deve exceder mais de seis autores
	3. Afiliação: nomes das organizações de cada autor
	4. Autor para correspondência: nome completo e todos os dados de contato, incluindo e-mail e número de celular
Resumo	5. Introdução: relevância à literatura médica
	6. Resumo: queixa principal, diagnóstico, intervenção e resultado
	7. Conclusão: qual é o aprendizado deste caso?
Palavra-chave	8. Palavras-chave: 4-7 palavras. Incluir "relato de caso"
Introdução	9. Resumo (1-2 parágrafos): antecedentes e contexto do relato
	10. Informações demográficas e outras informações do paciente
Informações do paciente	11. Queixa principal
	12. Antecedente pessoal relevante: tratamento e história familiar
Exame físico	13. Achados relevantes do exame físico
	14. Exames laboratoriais e de imagem
Avaliação diagnóstica	15. Raciocínio diagnóstico
	16. Considerar tabelas ou figuras
	17. Característica prognóstica quando aplicável
	18. Tipo de intervenção
Intervenções	19. Métodos detalhados e duração da intervenção
	20. Resultado da intervenção
	21. Outras intervenções simultâneas

(Continua)

RELATO DE CASO

Quadro 8-2. *(Cont.)* Lista de observações na redação do relato de caso[2]

Tópico	Descrição
Seguimento	22. Avaliação clínica
	23. Avaliações diagnósticas de acompanhamento
Resultados	24. Avaliação da adesão e tolerabilidade da intervenção, incluindo eventos adversos
	25. Pontos fortes e limitações deste caso
Discussão	26. Comparação com literatura anterior (opcional)
	27. Informação do relato com a prática ou as diretrizes
	28. Como este relato de caso sugere uma hipótese testável?
Conclusão	29. Principal conclusão: declaração concisa e explicação da importância e relevância
Perspectiva do paciente	30. Quando apropriado, relate a experiência do paciente
Consentimento informado	31. Consentimento informado é exigido pela maioria dos periódicos
	32. Lista de abreviaturas
	33. Interesses conflitantes
Informações adicionais	34. Contribuição do autor
	35. Informações do autor
	36. Reconhecimento
	37. Referências
Plágio	38. Verifique se há plágio
	39. Tabela: use o Microsoft Word, evite criar tabelas usando espaços ou tabulações, expanda todas as abreviações da legenda. Cada mesa deve ser enviada como um arquivo separado
Material suplementar	40. Figuras: numerar consecutivamente. Cada figura deve ser enviada separadamente como arquivo
	41. Imagens: utilizar imagens digitais de alta resolução e citar no texto em ordem de aparência
	42. Carta de apresentação

A) *Título*: O título deve incluir a palavra "relato de caso" e destacar o assunto de interesse. Deve ser conciso e indicar com precisão o assunto. Esta é a parte mais lida do artigo; portanto, deve ser **relevante, conciso, informativo, descritivo e atraente o suficiente para atrair leitores para seu relato**. É escrito na primeira página do manuscrito, mas alguns periódicos podem solicitar que seja especificado em outro arquivo, rotulado como "página de título". **Evite palavras desnecessárias, de duplo sentido e nunca use abreviaturas e maneirismos**. Abaixo do título, liste todos os autores e suas afiliações na mesma página, incluindo os respectivos *e-mails*. O número de autores varia conforme o periódico. Finalmente, na subseção do autor correspondente, designe um autor para se comunicar com a revista e incluir todos os detalhes de comunicação. A pessoa que submeter o artigo à revista para obter a opinião do editor deve ser um dos autores do artigo.

B) *Resumo*: É a parte mais importante do seu artigo, pois será acessível gratuitamente para outros lerem quando recuperado de quaisquer bancos de dados científicos durante a pesquisa relevante. **É importante ter cuidado na construção do resumo, pois os editores e leitores podem construir sua opinião neste momento**. No entanto, é a última parte escrita em seu artigo. Deve incluir um breve apanhado que dá uma ideia geral do conteúdo do caso relatado. Não deve incluir quaisquer referências ou abreviaturas e não deve exceder 150 a 350 palavras, dependendo da revista. O resumo geralmente é organizado em três subseções: histórico, apresentação do caso e conclusão. O contexto deve esclarecer a importância de relatar um caso tão único. Depois, uma breve descrição do cenário clínico do paciente listando apenas os aspectos importantes detalhados. Finalmente, a conclusão deve ser breve com impacto no grupo interessado.[2]

C) *Palavras-Chave (Descritores)*: Três a cinco palavras-chave devem ser fornecidas. Essas frases devem ser cuidadosamente escolhidas para que a busca eletrônica do relato seja maximizada.

D) *Introdução*: Nesta seção, inicie um rápido relato da condição clínica, incluindo apresentações comuns e o histórico do tópico selecionado. Segue-se uma breve descrição do que está prestes a ser relatado e a importância de notificar tal caso. O conteúdo deve ser claro, focado, conciso e atrair a atenção e o interesse do leitor.

E) *Relato*: Este é o corpo principal do relato de caso e deve seguir uma sequência lógica e uma linha temporal. Os autores devem apresentar as informações do paciente, história clínica apresentando características, história familiar, social e ocupacional, achados do exame clínico, avaliação diagnóstica incluindo todas as investigações relevantes, diagnóstico diferencial, plano de tratamento, resultado e progresso do paciente e acompanhamento. Resultados do exame físico, resultados laboratoriais e de imagens devem ser brevemente relatados. Descreva o diagnóstico diferencial e a racionalidade da abordagem de gestão, incluindo resultados de acompanhamento e diagnóstico final. Evite extensa ou equivocada interpretação. Esta seção pode ser dividida em pequenas subseções se necessário e deve ser complementada com imagens e tabelas para facilitar a compreensão do leitor sobre o caso.

F) *Discussão*: Os autores devem começar expandindo a introdução e enfatizando novamente o porquê vale a pena relatar o caso. Isto deve ser seguido por uma revisão focada da literatura, restringindo-se aos principais desafios do presente caso. Os autores devem descrever e relacionar o relato do caso com a literatura existente. Também deve ser acrescentada uma linha sobre os pontos fortes e as limitações do relato de caso. A discussão deve ser concluída trazendo à tona os principais pontos do relatório e como as evidências podem agregar valor à futura prática clínica e pesquisa. A maioria dos periódicos em seu guia para autores fornece informações sobre tamanho, número, tipo de figuras e tabelas, número e estilo de referências para o relato de caso. Os autores devem consultar o guia para autores e a política do periódico antes de submeter seu trabalho a um periódico específico. **Aqueles que planejam submeter um relato de caso para possível publicação devem compreender que os relatos de caso apresentam uma das maiores taxas de rejeição.** As razões mais óbvias são a alta frequência de encaminhamentos, baixo nível de evidência acadêmica e baixa prioridade em manter ou melhorar o fator de impacto de um periódico.[17-21]

G) *Conclusão*: A seção deve incluir uma declaração concisa e breve, explicando a importância e relevância do seu caso, e deve estar relacionada ao objetivo do artigo.

Questões éticas aplicadas aos relatos de casos: Antes da submissão, certifique-se de que o paciente tenha assinado o consentimento informado para publicação. Não é obrigatório o envio do formulário de consentimento no momento do envio do manuscrito, mas deve estar disponível se solicitado. No caso de o relato ser de indivíduos menores de 18 anos, o pai ou responsável legal deve assinar o consentimento. Os periódicos não prosseguirão com o processo de revisão se não estiver declarado claramente no texto que "o consentimento informado por escrito foi obtido do paciente para publicação". Esta declaração pode estar em uma seção separada, conforme indicado ou no conteúdo do relatório. Se o paciente estiver incapacitado ou falecido, obter o consentimento dos familiares, e este deve ser claramente indicado no manuscrito. Se o paciente falecer ou este e seus familiares estiverem inacessíveis, esgote todas as tentativas razoáveis para obter o consentimento. Se falhar, não se preocupe em publicar o caso, declare este fato no manuscrito.[22-23]

Perspectiva do paciente: Esta seção é opcional, mas adiciona uma nova dimensão ao manuscrito, pois dá a oportunidade aos pacientes com sua perspectiva descrever as experiências durante todo processo da enfermidade. Certifique-se de remover os identificadores do paciente.

Conflitos de interesse: Nesta seção obrigatória, todos os autores devem divulgar qualquer conflito de interesse, principalmente financeiro. Se não for o caso, declarar "os autores declaram que não apresentam conflitos de interesse". Mencione, se necessário, a fonte monetária de pesquisa, reconhecendo todas as pessoas que ajudaram ou supervisionaram o manuscrito, caso não cumpram os critérios de autor.

Contribuição do autor: Nesta seção, credite todos os indivíduos que contribuíram para a produção deste manuscrito. Os critérios de qualificação para ser autor devem ser rigorosamente seguidos e explicitamente declarados para cada autor, separadamente. O primeiro critério é fazer parte do conceito de desenvolvimento, aquisição ou análise de dados e, em seguida, do envolvimento na redação do manuscrito e, finalmente, na aprovação da versão final.

Referências: Mencionar as principais referências. A quantidade depende das normas da revista escolhida.

Carta de apresentação: Este é um documento complementar opcional, endereçado ao editor-chefe, em carta formal. Explique por que o relato é relevante e por que deveria ser publicado no periódico.

ARMADILHAS

Ao final da redação de um relato de caso, o autor deve analisar se a redação é clara, concisa e coerente. As armadilhas mais comuns são:

- Mensagem objetiva. Tentar colocar muitas ideias apenas confunde os leitores e desanima os editores.
- Antes de alegar raridade, realize pesquisa bibliográfica completa.
- A extensão, a estrutura e o formato de um relatório devem estar de acordo com o periódico ao qual o artigo será submetido.
- O nível de evidência do relato de caso é baixo e os autores devem evitar utilizar julgamentos abrangentes e especulações. As conclusões devem ser baseadas em evidências.

A descrição de um relato de caso é dependente da experiência do autor que preparou o manuscrito. A variabilidade da apresentação final do relato é influenciada por diferentes fatores, como o conhecimento técnico e o ato da redação. O processo de revisão realizada pelos periódicos visa a realizar avaliação crítica do manuscrito e garantir a qualidade deste relatório. Esta avaliação fornece informação supostamente construtiva e ajuda o editor na decisão sobre a publicação. Deve ser tão objetiva quanto possível para chegar a uma decisão imparcial.[2]

Existem vários esquemas técnicos para avaliar a qualidade do relato de caso. Um exemplo é o esquema Piersons de cinco componentes. A avaliação consiste em cinco componentes principais, nos quais cada componente é pontuado de zero a dois, com pontuação total possível de 10 e menor

Quadro 8-3. Matriz da avaliação de relato de caso[21]

Componentes	Pontos		
	0	1	2
Documentação	Dados insuficientes na bibliografia e documentação	Dados disponíveis, porém, com algumas informações omitidas	As informações são completas e precisas
Singularidade	Relatado na literatura	Relatado, mas raro ou inusitado	Nunca relatado
Valores Educacionais	Relato incompleto, conteúdo fraco e bibliografia desatualizada	Relato descrito com discussão e referências incompletas	Descrição completa com discussão apropriada e abrangente
Objetividade	Relatório seletivo, apresentação insuficiente e relatos que apoiam apenas a ideia do autor	Dados apresentados em formato apropriado, mas com relatórios subjetivos. Teorias incompletas	Todos os dados estão completos com formato apropriado e não há evidências de relatórios seletivos
Interpretação	Extrapolação de conclusões muito além dos dados apresentados	Algumas conclusões ultrapassam os dados apresentados	Conclusões e recomendações adequadas

pontuação zero. Os cinco componentes principais são documentação, singularidade, valores educacionais, objetividade e interpretação. Se a pontuação calculada for superior a oito, então este relatório deverá ser publicado. Uma pontuação de seis a oito indica possibilidade para publicação, mas apenas após modificações solicitadas pelos revisores. Qualquer pontuação menor que seis, indica rejeição para publicação devido à qualidade insuficiente do manuscrito. Mais detalhes sobre este esquema de avaliação estão resumidos no Quadro 8-3.[21]

O relato de caso continua sendo uma importante fonte de informação na disseminação do conhecimento médico, devido à sua singularidade e simplicidade de atrair interesse na prática clínica.

REFERÊNCIAS BIBLIOGRÁFICAS

1. Vandenbroucke JP. In defense of case reports and case series. Ann Intern Med 2001;134:330-4.
2. Rison RA. A guide to writing case reports for the Journal of Medical Case Reports and BioMed Central Research Notes. J Med Case Rep 2013;7:239.

3. Nissen T, Wynn R. The history of the case report: A selective review. JRSM Open. 2014;5:1-5.
4. Thayer WS. Osler, The Teacher Sir William Osler, Bart. Baltimore: Johns Hopkins Press; 1920. p.51-2.
5. Centre for Evidence-Based Medicine (CEBM). OCEBM Levels of Evidence. Oxford Centre for Evidence-Based Medicine 2011 Levels of Evidence [Internet]. Oxford (UK): CEBM; 2011 [cited 2019 Aug 13]. Available from: http://www.cebm.net/index.aspx?o=5653
6. Gottlieb GJ, Ragaz A, Vogel JV, Friedman-Kien A, Rywlin AM, Weiner EA et al. A preliminary communication on extensively disseminated Kaposi's sarcoma in young homosexual men. Am J Dermatopathol. 1981;3:111-4.
7. Paget J. On a form of chronic inflammation of bone (osteitis deformans). Trans R Med Chir Soc Lond. 1877;60:36-43.
8. Brooks JBB. CADASIL in the differential diagnosis of atypical Parkinsonism. Case report. Adv Neurol Neurosc. 2022;5:9-10.
9. Brooks JBB. De novo variant in MAPK8IP3 gene in the differential diagnosis of global development delay. Case report. EC Neurol. 2022;14:70-2.
10. Brooks JBB. Spastic paraplegia type 7 in the differential diagnosis of cerebellar ataxia and late-onset cervical dystonia. Case report. Clin Res Neurol. 2022;4:5-6.
11. Brooks JBB, Prosdócimi FC, Silva GR, Varela IA, Sá KMM, Fernandes MAD. Bilingual aphasia as the initial presentation of a hemorrhagic stroke: Case report. J Clin Images Med Case Rep. 2021;2:4.
12. Brooks JBB, Prosdócimi FC, Nader GR, Antiqueira LC. Villaret's syndrome after ionizing radiation in the adjuvant treatment of lung cancer. Case report. Clin Res Clin Case Rep]. 2021;1:1.
13. Gagnier JJ, Kienle G, Altman DG, Moher D, Sox H, Riley D; CARE Group. The CARE guidelines: Consensus-based clinical case reporting guideline development. J Med Case Rep. 2013;7:223.
14. Vaishya R, Lal H. Art of reporting a case: Need to cultivate it! J Clin Orthop Trauma. 2016;7 Suppl 1:1.
15. Cohen H. How to write a patient case report. Am J Health Syst Pharm. 2006;63:1888-92.
16. Peh WC, Ng KH. Writing a case report. Singapore Med J. 2010;51:10-3.
17. Jenicek M. Clinical case reporting in evidence-based medicine. Hamilton (Ontario) and Montreal (Québec): Canada Butterworth Heinemann; 1999.
18. Barr JE. Research & writing basics: Elements of the case study. Ostomy Wound Man. 1995;41:18,20-1.
19. DeBakey L, DeBakey S. The case report. I. Guidelines for preparation. Int J Cardiol. 1983;4:357-64.
20. Manion L, Morrison K, Cohen L, editors. Case studies. In: Research Methods in Education. London: Routledge; 2011. p. 289.
21. Gopikrishna V. A report on case reports. J Conserv Dent. 2010;13:265-71.
22. Dhammi IK, Ul Haq R. What is plagiarism and how to avoid it? Indian J Orthop. 2016;50:581-3.
23. Dhammi IK, Ul Haq R. Ethics of medical research and publication. Indian J Orthop. 2017;51:1-3.

SÉRIES DE CASOS

Maysa Tibério Ubrig

A saúde baseada em evidências (SBE) caracteriza-se por um conjunto de ações que visam integrar, de forma conscienciosa, as melhores evidências existentes, a experiência do profissional, os valores dos pacientes e o cenário do cuidado em saúde. O termo SBE é uma derivação do termo medicina baseada em evidências (MBE), que teve sua definição ampliada, já que outras áreas da saúde também incorporam seus princípios. Do ponto de vista acadêmico-científico, a SBE envolve a produção, a síntese, a interpretação e o relato adequados das evidências para apoiar e reduzir a incerteza na tomada de decisão.[1]

As pesquisas baseadas em evidências (PBE) são de extrema importância para melhorar a intervenção do clínico na área da saúde e aumento de recursos para os serviços. Na prática clínica, as dúvidas que surgem nos atendimentos de pacientes devem ser transformadas em uma questão de pesquisa bem estruturada e, em seguida, a busca por evidências científicas.[2] A dúvida levantada pelo clínico para elaboração de uma questão clínica estruturada pode estar relacionada com aspectos básicos, definição de doenças ou com o manuseio do paciente quanto ao diagnóstico, terapia aplicada ou no prognóstico.[3]

Do ponto de vista metodológico, as pesquisas são diferentes quanto ao desenho do estudo, características dos participantes, tipos de intervenções e resultados a serem averiguados: quantitativos ou qualitativos.

Estudos descritivos consistem em dois grupos principais, os relacionados aos indivíduos e os relacionados com as populações. Os estudos que envolvem os indivíduos são os relatos de caso, relatos de séries de casos, estudos transversais e observacionais.[4]

Os estudos observacionais podem ser categorizados como analíticos, quando apresentam um grupo de comparação ou controle, ou descritivos, quando não há um grupo comparador. Dos estudos descritivos, o tipo mais simples que se encontra na base da pirâmide de hierarquia das evidências é o relato de caso[5] e, quando mais de um paciente é descrito, geralmente de forma consecutiva, caracteriza-se uma série de casos.

Os estudos descritivos respondem a perguntas científicas válidas e relevantes e levam à formulação de hipóteses que podem ser testadas mediante outros estudos analíticos posteriormente, com uso de estatística para confirmação dos dados. Nos casos de estudos descritivos, as instituições de atenção à saúde devem ser incluídas como um âmbito específico. Muitas vezes é nesse ambiente que se concentram os "casos" e se registram os atendimentos, intervenções, procedimentos e desfechos.[6]

Os relatos de casos encontram-se dentro da perspectiva de estudos de âmbito clínico e proporcionam dados para a compreensão das características da história de doenças, seu diagnóstico e desfechos. O âmbito clínico pode ser caracterizado como as instituições de atenção primária, secundária e terciária.[6]

Dessa forma, os principais tipos de estudos clínicos são os seguintes: relatos de caso, série de casos, estudo de caso-controle, estudo coorte e ensaio clínico controlado randomizado.[5] Essa ordem apresenta as investigações com localização superior na hierarquia, indicando maior força de evidência nas pesquisas.

Apesar da baixa evidência na pirâmide de hierarquia, o aparecimento de vários casos semelhantes em curto período pode anunciar uma epidemia, por exemplo, como a que alertou a comunidade médica sobre a AIDS. O relato de apenas um caso incomum pode não desencadear uma investigação mais aprofundada, diferente da série de vários casos incomuns.[4]

Vamos abordar, inicialmente, um pouco mais sobre o relato de caso. No âmbito clínico, o primeiro objetivo pode ser relatar a existência de um caso ou de um pequeno número deles. A pergunta de pesquisa poderia ser a existência ou não de determinado agravo ou doença, as características de um número limitado de casos clínicos ou a maneira como transcorreu a história do caso com a impressão diagnóstica e os demais dados. Esse tipo de pesquisa pode descrever em detalhe as manifestações de determinada doença ou acometimento, dados da queixa principal e da anamnese, sintomas e sinais clínicos referidos e detectados, resultados de exames em geral e a conclusão diagnóstica. A utilidade desse tipo de estudo é alertar aos profissionais de saúde sobre a existência de eventos e seus efeitos de diagnóstico e diferenciação, assim como documentar a distribuição desses eventos que, em algumas regiões, podem ser de rara ocorrência; no entanto, um evento raro pode ser o primeiro sinal de uma epidemia ou de doença emergente.[6]

Os relatos de casos foram, durante muito tempo, a única base de informações científicas da medicina, por exemplo, nas bases das principais técnicas cirúrgicas advindas desse tipo de estudo. Com o surgimento da medicina baseada em evidências, esse tipo de estudo virou o ponto mais fraco da literatura médica e, por essa razão, vários editores de periódicos evitam a publicação desses casos. Porém, o relato de caso é o estudo que mais se identifica com o médico clínico, pois aumenta a interpretação de sinais e sintomas e apresenta material para discussões que contribuem para o aprendizado.[4] Nota-se certa divergência entre os autores quanto à quantidade de casos participantes que devem fazer parte de um relato de caso ou de uma série de casos. Alguns autores referem que o relato de caso se trata de uma descrição detalhada de um ou alguns casos clínicos, geralmente de um evento clínico raro ou de uma nova intervenção, enquanto a série de casos é um estudo com maior número de participantes – mais de 10.[7] Relato de casos e série de casos diferem pelo número de pessoas acompanhadas nestes tipos de estudos. Entende-se por relato de caso aqueles em que até 3 pacientes são descritos e por série de casos, mais de 3.[8] Embora a diferenciação entre os dois tipos de estudos seja subjetiva e divergente entre os autores, um relato de caso engloba não mais do que 3 casos e uma série de casos compreende de 3 a 10 casos.[4] A amostragem em uma série de casos não precisa ser necessariamente consecutiva, mas a consecutividade aumenta a qualidade da série de casos.[9]

A principal pergunta que deve ser feita por quem cogita relatar um caso ou uma série de casos é: este relato contribui, de forma substancial, para a compreensão e o tratamento dessa doença ou de uma nova doença? Caso a resposta seja afirmativa, deve-se tomar todos os cuidados para apresentar os casos da forma ética.[4]

A série de casos, estudo com maior número de pacientes, pode ser retrospectiva ou prospectiva. Colabora com o delineamento do caso clínico, mas tem limitações importantes. Frequentemente avalia acontecimentos passados. Não tem grupo de comparação, o que pode gerar conclusões errôneas. Esse tipo de estudo descreve o "perfil" dos casos e pode ser chamado de "série de casos".[10]

No âmbito clínico, a pergunta norteadora do estudo pode ser conhecer o comportamento de uma entidade nosológica ou uma doença, sua história natural e suas manifestações; a distribuição dos pacientes segundo sexo, idade, raça/cor da pele, épocas e locais de maior frequência, entre outras possibilidades. Esse tipo de estudo avança em relação ao simples "relato de casos", cuja importância já foi destacada anteriormente. Uma quantidade maior de observações é necessária, podendo informar qual é a proporção de indivíduos que apresenta determinado sintoma, sinal ou características clínicas, exames de laboratório ou de imagem. Esse tipo de estudo não tem referência populacional e, habitualmente, é realizado em um serviço de atenção à saúde.[6]

Na série de casos, os dados obtidos na frequência da distribuição das características entre os doentes ou casos são pontuais e específicos para essa população estudada. A medida utilizada é a proporção de casos porque não se trata de uma prevalência em uma comunidade ou população como nas análises epidemiológicas, mas uma situação muito específica que corresponde aos casos que têm determinadas características.[6]

Vantagens e desvantagens de estudos observacionais descritivos foram relatadas nos casos de relatos e séries de casos.[11] As vantagens apontadas são: um único caso, ou alguns casos, pode ser o suficiente para alertar a comunidade científica; trata-se de um estudo observacional que não requer intervenção; são educativos por serem usados na formação em saúde; são de fácil execução e não requerem financiamentos; e identificam manifestações raras de doenças ou drogas. Em relação às desvantagens: não há comparador (controle); apresenta difícil comparação entre diferentes casos; a generalização é limitada; viés de seleção; e desfechos desconhecidos e sem acompanhamento. Ainda, as conclusões baseiam-se em poucos casos; não possuem amostragem representativa e metodologia capaz de validar associação causal; a metodologia de diagnóstico não é padronizada; não possui grupo-controle para comparação e não quantifica a prevalência na população.[4]

Por outro lado, outros autores referem que a série de casos inclui a descrição das características e desfechos entre indivíduos de um grupo com uma doença ou exposição e que pode haver, sim, intervenção durante um período de tempo e sem grupo-controle. Os dados são coletados retrospectiva ou prospectivamente e não há randomização. O objetivo é descrever a população e os desfechos e não comparar riscos entre grupos. O delineamento de série de casos não é considerado como fonte de fortes evidências em razão da ausência de grupo-controle. Risco de viés, em particular viés de seleção, é citado neste tipo de pesquisa, já que casos típicos ou graves de doenças são mais facilmente identificados, enquanto casos raros ou leves podem não ser incluídos. De qualquer forma, uma série de casos fornece informações descritivas e contribuem para a construção de conhecimento e a geração de hipóteses.[12]

Esse desenho de estudo tem e terá bastante valor e espaço na pesquisa, contudo, deve-se saber quando realizá-lo, como e quais cuidados tomar em sua realização. Um estudo desse tipo deve ser enviado a periódicos e publicado em revista especializada quando englobam objetivos e propósitos definidos. Deve ter o objetivo de acrescentar benefícios às práticas ou traçar possíveis novas direções na pesquisa de determinados temas, em que poucos indivíduos possam ser representativos.[4]

De modo geral, os periódicos que aceitam publicação de relato de caso ou série de casos solicitam o seguinte: os artigos devem apresentar casos ou experiências inéditas, incomuns ou inovadoras, de caso único ou série de casos, com características singulares de interesse para a prática profissional, descrevendo seus aspectos, história, condutas e resultados observados. Deve conter: resumo e descritores, *abstract* e *key words*, introdução (com breve revisão da literatura), apresentação do caso clínico, discussão, comentários finais e referências. A apresentação do caso clínico deve conter a afirmação de que os indivíduos envolvidos (ou seus responsáveis) assinaram o termo de consentimento livre e esclarecido, consentindo, dessa forma, com a realização e divulgação da pesquisa e seus resultados. Para tanto, é necessário que o estudo tenha passado pelo Comitê de Ética em Pesquisa e tenha sua aprovação.[13] Alguns autores ainda detalham o que os casos devem contemplar e as características necessárias para serem escritas com boa qualidade: ter uma questão relevante como tema; uma questão claramente definida para ser respondida; escrita compatível com o periódico escolhido para a publicação e apresentar conclusões; e respostas compatíveis com as limitações de relato de casos. Devem conter a aprovação do Comitê de Ética em Pesquisa para série de casos em estudos prospectivos. Os casos devem ser descritos com todos os detalhes relevantes, no entanto, de forma sucinta. A descrição deve incluir idade, gênero, história clínica, comorbidades e desfecho de interesse. Critérios de inclusão e exclusão claramente citados. É importante atentar que relatos de casos não possuem método, já que relato não é pesquisa, pois não é planejado. Relato é algo que "caiu na vista" de um clínico por acaso.[4]

A intervenção, caso tenha, deve ser descrita em detalhes permitindo ser reproduzida por outros pesquisadores. Se for uma medicação, devem ser descritos quanto à dose, forma de administração e duração do tratamento. Detalhes da intervenção devem ser relatados (drogas utilizadas, terapias ou cirurgias); desfechos clínicos relevantes e claramente definidos; descrição da percepção do paciente quanto ao desfecho e à intervenção nele efetuada; descrição de riscos associados à intervenção.[4]

Em relação à metodologia e à qualidade dos estudos de séries de casos, a definição operacional precisa do "caso" é crucial para a confiabilidade do estudo.[12] Em relação à amostra, há duas estratégias possíveis: a) baseada na doença ou na exposição; e b) baseada em um desfecho específico. Quanto à seleção das variáveis de interesse, são necessárias a seleção detalhada e a definição clara das variáveis de interesse, como: resultados de exames, intervenções, complicações, efeitos adversos e desfechos. É de extrema importância a coleta sistemática dos dados e uma análise robusta. Essas questões garantem a qualidade dos estudos de série de casos.

REFERÊNCIAS BIBLIOGRÁFICAS

1. Martimbianco ALC, Riera R. Introdução à saúde baseada em evidências (SBE). *In:* Saúde baseada em evidências: conceitos, métodos e aplicação prática. Rio de Janeiro: Atheneu, 2023. 320 p.
2. Pedrosa V, Medeiros AM. Desafios na avaliação e implementação das evidências científicas na clínica vocal. In: Lopes L, Moreti F, Ribeiro LL, editores. Fundamentos e atualidades em voz clínica. Rio de Janeiro: Thieme; 2019.
3. Bernardo WM, Nobre MRC, Jatene FBA. A prática clínica baseada em evidências. Parte I: questões clínicas bem construídas. Rev Assoc Med Bras. 2003;49(4):445-9.
4. Oliveira MAP, Velarde GC, Sá RAM. Entendendo a pesquisa clínica V: relatos e séries de casos. FEMINA. 2015;43(5).

5. Sampaio RF, Mancini MC. Estudos de revisão sistemática: um guia para síntese criteriosa da evidência científica. Rev Bras Fisioter. 2007;11(1):83-9.
6. Merchán-Hamann E, Tauil PL. Proposta de classificação dos diferentes tipos de estudos epidemiológicos descritivos. Epidemiol Serv Saúde. 2021;30(1):e2018126.
7. Toassi RFC, Petry PC. Metodologia científica aplicada à área da Saúde [recurso eletrônico]. 2. ed. Porto Alegre: UFRGS; 2021. 151 p.
8. Sayre JW, Toklu HZ, Ye F, Mazza J, Yale S. Case reports, case series – from clinical practice to evidence-based medicine in graduate medical e Cureus [Internet] 2017;9(8):e1546.
9. Parente RCM, Oliveira MAP, Celeste RK. Case reports and case series in the era of evidence-based Medicine. Bras J Video-Sur. 2010;3(2):63-6.
10. Fletcher RH, Fletcher SW. Epidemiologia clínica – elementos essenciais. 4. ed. Porto Alegre: Artmed; 2006.
11. Dekkers OM, Egger M, Altman DG, Vandenbroucke JP. Distinguishing case series from cohort studies. Ann Intern Med. 2012;156(1 Pt 1):37-40.
12. Torres-Duque CA, Patino CM, Ferreira JC. Case series: an essential study design to build knowledge and pose hypotheses for rare and new disease. J Bras Pneumol. 2020;46(4):e20200389.
13. Revista CoDAS (Communication Disorders, Audiology and Swallowing). Instruções aos autores - Relato de caso. https://codas.org.br/instructions.

ESTUDOS CASO-CONTROLE

CAPÍTULO 10

Rogério Aparecido Dedivitis

INTRODUÇÃO

O estudo caso-controle é um estudo observacional analítico retrospectivo que compara dois grupos de indivíduos. Os dados são coletados a partir de informações prévias, por meio da análise de prontuários e demais registros. Sua finalidade é identificar a frequência da ocorrência de exposições nos grupos avaliados, ou seja, os casos e os controles. A seleção da amostra dá-se pelo desfecho já conhecido (doença) – (Fig. 10-1).

Esses estudos podem produzir descobertas importantes com pouco tempo, dinheiro e esforço em comparação com outros desenhos de estudo. Infelizmente, no entanto, os desenhos de caso-controle também tendem a ser mais suscetíveis a vieses. Embora mais fáceis de fazer, também são mais fáceis de fazer errado.[1]

Os sujeitos de uma certa população são estratificados para o estudo em virtude da presença (casos) ou não (controles) do aspecto de interesse. Tal aspecto de interesse normalmente é uma doença. Esse estudo começa a partir da doença e estuda a exposição, visando encontrar os fatores de risco.

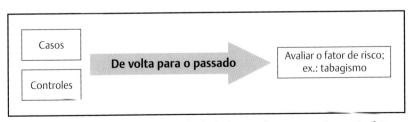

Fig. 10-1. O estudo caso-controle parte do desfecho e avalia, retrospectivamente, fatores de risco/exposição.

CENÁRIO 1

Estudo caso-controle pareado: realiza-se um emparelhamento com controle bem definido atribuído a cada caso. As características que poderiam influenciar os resultados finais são homogeneizadas, ou pareadas, como por exemplo, sexo, idade e raça. Dessa forma, os dois grupos terão essas características, sexo, idade e raça, semelhantes, permitindo a comparação entre eles.

Segue um exemplo:[2] sugere-se que o uso de tabaco sem fumaça aumenta o risco de câncer de cabeça e pescoço. Devido as pequenas casuísticas, havia incerteza quanto à magnitude e importância deste risco. A relação entre o uso de tabaco sem fumaça e carcinoma de células escamosas de cabeça e pescoço foi analisada em estudo caso (1.046 pacientes) e controle (1.239 sujeitos) de base populacional com correspondência de frequência. Modelos de regressão logística foram utilizados para estimar *odds ratio* (OR) e intervalos de confiança de 95% (IC 95%), ajustando para fatores como idade, sexo, raça, escolaridade, tabagismo e consumo de álcool. Um aumento não significativo foi verificado ao avaliar a associação entre já ter usado tabaco sem fumaça e risco de câncer de cabeça e pescoço (OR = 1,20, IC 95%: 0,67, 2,16). Entretanto, indivíduos que relataram 10 ou mais anos de uso de tabaco sem fumaça tiveram risco significativamente elevado deste câncer (OR = 4,06, IC 95%: 1,31, 12,64) em comparação com não usuários. Comparando quem nunca fumou, foi encontrada associação estatisticamente significativa entre o uso de tabaco sem fumaça e o risco de câncer de cabeça e pescoço (OR = 4,21, IC 95%: 1,01, 17,57). Estes resultados sugerem que o uso prolongado de tabaco sem combustão aumenta o risco deste câncer.

CENÁRIO 2

Estudo caso-controle não pareado: os grupos de casos e controles são constituídos de forma independente, contudo, almeja-se, preferencialmente, em sua totalidade, que ambos os grupos apresentam características comparáveis, minimizando o risco de vieses. Dessa forma, se, no exemplo anterior os pacientes não tivessem sido pareados por sexo, idade e raça, seria um exemplo para este cenário.

Outro exemplo: um estudo de caso-controle conduzido em um único hospital foi realizado na Índia e avaliou os efeitos adversos do consumo de tabaco causando câncer de cabeça e pescoço. Os participantes do estudo compartilhavam as mesmas populações de abrangência hospitalar. Foram realizadas entrevistas para fins de coleta de dados em 225 casos e 240 controles. A relação entre duas variáveis categóricas foi estimada usando o teste do qui-quadrado com um valor P bicaudal < 0,05. Um dos fatores de risco avaliados foi o hábito de mascar tabaco, que foi mais frequente entre os casos (86,7%) do que entre os controles (49,6%) (Quadro 10-1).[3]

Quadro 10-1. Comparação de casos e controles quanto ao hábito de mascar tabaco (*)

Variável	Casos (n = 225)	Controles (n = 240)	p
Mascar tabaco			< 0,001
Nunca	30 (13,3%)	121 (50,4%)	
Sim	195 (86,7%)	119 (49,6%)	

(*) Baseado em Gupta et al.[3]

COMENTÁRIOS

O estudo caso-controle pode ser utilizado na identificação de fatores prognósticos de uma doença e na avaliação do impacto de intervenções diagnósticas ou terapêuticas. É uma alternativa ao estudo de coorte na investigação das associações exposição-doença. No estudo caso-controle, o pesquisador seleciona os sujeitos com e sem a característica ou doença de interesse. Como consequência, a prevalência da doença não pode ser determinada, pois não é a finalidade do estudo. Ao contrário, a probabilidade de exposição a certo fator entre casos e controles pode ser obtida. A relação exposição/doença é avaliada pela comparação das chances de exposição entre casos e controles. Com isso, o risco relativo não é obtido, mas a razão das chances (*odds ratio*). Enquanto o risco relativo (obtido por estudo de coorte) mede o risco de os expostos manifestarem a doença em comparação com os não expostos, a razão de chances nos estudos caso-controle mede a chance mais provável de casos e controles que foram expostos desenvolverem a doença quando comparados aos que não a desenvolveram.

Os critérios para o delineamento do estudo são:

- *Seleção dos casos:* Definir explicitamente as características dos casos;
- *Seleção dos controles:* Os controles devem vir da mesma população que os casos; a seleção Deve ser independente das exposições de interesse;
- *Cegamento:* Os coletores de informações não devem saber quem são os casos ou controles; o ideal é que não saibam a hipótese principal do estudo;
- *Treinamento:* Os coletores de dados devem estar treinados para aferir a exposição de um modo semelhante entre casos e controles;
- *Pareamento:* Casos e controles podem ser pareados de acordo com características como idade, sexo, raça etc., ou outras variáveis que possam representar vieses nas análises posteriores;
- *Confundidores:* Devem ser definidos na fase de concepção.

Há vantagens e desvantagens no estudo caso-controle.[4]

Vantagens

- É útil para estudar doenças raras ou aquelas com longo período de indução. Assim, por exemplo, quando se deseja estudar a exposição ao tabagismo como fator de risco para certos cânceres, é sabido que haveria a necessidade de acompanhamento de populações de tabagistas e não tabagistas por décadas, até que o efeito da carcinogênese pudesse ser avaliado, o que torna difícil um estudo de coorte prospectivo. Nesse cenário, um estudo caso-controle retrospectivo seria mais factível;
- Permite tamanhos de amostras pequenos;
- Requer pouco tempo de execução, já que parte de uma doença estabelecida e buscam-se, retrospectivamente, os fatores de exposição;
- Identifica fatores de risco etiológicos;
- Tem custo menor comparado com o estudo de coorte.

Desvantagens

- Difícil determinação se a exposição precedeu a doença, bem como o nível de exposição;
- Pode ser difícil definir, adequadamente, a população doente e o grupo controle. Os indivíduos do grupo controle devem ser representativos da população;
- Não permite estimar prevalência/incidência;
- São possíveis **vieses** (erros sistemáticos) nesse tipo de estudo:
  - Viés de seleção: o controle deve ser selecionado considerando a possibilidade de que ele poderia virar caso;
  - Viés de informação: dificuldade de definir quem foi ou não exposto no passado; a exposição não pode ser rara;
  - Viés de memória: entre controles e também entre casos, o que contribui com o viés de informação.

SUMÁRIO

Cinco principais noções devem orientar os investigadores:[5]

- Devem definir claramente os critérios para o diagnóstico de um caso e os critérios de elegibilidade da seleção;
- Os controles devem vir da mesma população dos casos e sua seleção deve ser independente das exposições de interesse;
- Os coletores de dados devem ser mascarados (cegamento);
- Coletores de dados devem ser treinados para aferir a exposição de forma semelhante entre casos e controles;
- Fatores de confundimento devem ser definidos na fase de concepção ou, se não for possível o pareamento, os confundidores devem ser ajustados com técnicas analíticas.

REFERÊNCIAS BIBLIOGRÁFICAS

1. Schulz KF, Grimes DA. Case-control studies: research in reverse. Lancet. 2002;359(9304):431-4.
2. Zhou J, Michaud DS, Langevin SM, McClean MD, Eliot M, Kelsey KT. Smokeless tobacco and risk of head and neck cancer: evidence from a case-control study in New England. Int J Cancer. 2013;132:1911-7.
3. Gupta B, Kumar N, Mahajan A. Awareness about tobacco causing head and neck cancers via mass media: a case-control study from India. Asian Pac J Cancer Prev. 2023;24:2593-600.
4. Moreira WB. Estudos sobre causalidade e etiologia. In: Leitura crítica de artigos científicos. Belo Horizonte: Sociedade Brasileira de Oncologia Clínica. Capítulo 7. p. 93-102.
5. Oliveira MA, Vellarde GC, Moreira de Sá RA. Entendendo a pesquisa clínica IV: estudos de caso controle. Femina. 2015;43:175-80.

ESTUDOS DE COORTE

Carlos Augusto Cardim de Oliveira

Nesse capítulo serão abordados aspectos do delineamento dos estudos de coorte.

CENÁRIO CLÍNICO I (FIG. 11-1)

Atividade física rotineira é recomendada na prevenção e no tratamento da doença hepática gordurosa não alcoólica (NAFLD). Um estudo de coorte prospectiva publicado em 2023 acompanhou 2.833 adultos jovens, brancos e negros, com o objetivo de identificar a associação entre diferentes intensidades de atividade física e a prevalência de NAFLD na meia-idade. O estudo foi desenvolvido em 7 cidades norte-americanas durante o período de 25 anos (1985-1986 a 2010-2011). O desfecho principal foram valores para o

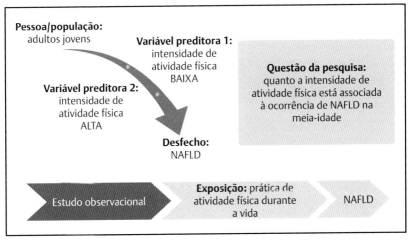

Fig. 11-1. A coorte prospectiva.

coeficiente de atenuação hepática < 51 unidades Hounsfield no 25º ano de acompanhamento, medidos por tomografia computadorizada, após a exclusão de outras causas de esteatose hepática. Os resultados mostraram menor risco de NAFLD na meia-idade nas pessoas com níveis mais elevados de VPA (*vigorous-intensity physical activity*) durante a idade jovem e média, em comparação com aqueles com níveis mais baixos de intensidade de atividade física. Os resultados sugeriram a necessidade de promoção de programas de prevenção sustentáveis ao longo da vida buscando níveis mais elevados de VPA para a prevenção de NAFLD.[1]

Um estudo de coorte é um delineamento de pesquisa clínica **observacional e analítica**. O pesquisador seleciona uma amostra e a acompanha ao longo do tempo, registrando a ocorrência das variáveis de desfecho nos sujeitos de pesquisa, expostos ou não às variáveis preditoras que estão sendo estudadas. É um estudo longitudinal ou de incidência. Como estudo **prospectivo**, no início, a amostra de participantes escolhida está livre da doença ou do desfecho a ser avaliado. Os participantes da pesquisa podem ou não ser agrupados de acordo com subgrupos, de acordo com a exposição a uma causa ou fator de risco potencial da doença. No cenário citado, os sujeitos de pesquisa poderiam ter, por exemplo, exposição a diferentes níveis de bebidas alcoólicas ingeridas.[2] Também os desfechos poderiam ser agrupados, como, por exemplo, morte ou graus diferentes de NAFLD.

Os estudos de coorte são importantes na avaliação de associação causal, uma vez que o desfecho estudado ainda não ocorreu e é possível avaliar a **temporalidade** do papel das variáveis preditoras sobre sua ocorrência (variável preditora precedendo o desfecho). O acompanhamento ao longo do tempo permite estudar a associação para etapas diferentes de evolução da doença e como isto pode influenciar a ocorrência do desfecho. No cenário citado, poderiam ser avaliadas as diferenças na ocorrência de NAFLD caso a exposição à atividade física tivesse ocorrido precoce ou tardiamente, com ou sem doença manifesta ou já com manifestações significativas.[3]

Nos **estudos observacionais**, como as coortes, o investigador **observa** a exposição do participante de pesquisa à variável preditora, em vez de determinar ou fazer uma intervenção sobre ele. No decorrer do período de duração da coorte, são **quantificadas** as ocorrências das variáveis de desfecho no grupo exposto e não exposto (**estudo analítico**).

As coortes permitem estudar a história natural da doença, a progressão da doença ao longo do tempo em um indivíduo, na ausência de intervenção médica. É possível avaliar potenciais fatores de risco nem sempre presentes em registros médicos, como comportamentos relacionados com saúde, nível educacional e situação socioeconômica que possam ter alguma repercussão sobre os desfechos. Quando o estudo é planejado antes de os dados serem coletados, os pesquisadores devem estar cientes do risco potencial de confundimento e buscar ações para minimizá-lo e/ou identificá-lo.[4]

Passo a passo na construção de uma coorte prospectiva:
1. Definir a questão de pesquisa (estratégia PECO):
   - População (**P**);
   - Exposição – variável preditora em estudo (**E**);
   - Comparação – variável preditora padrão, aquela com a qual se quer comparar a variável em estudo (**C**);
   - Desfechos – *outcomes* (**O**)
   Para o Cenário Clínico I:
   - P: Adultos jovens
   - E: Atividade física alta
   - C: Atividade física baixa
   - O: NAFLD
2. Caracterizar os critérios de inclusão e exclusão para os participantes da pesquisa e recrutar a amostra da população;
3. Medir as variáveis preditoras e, se adequado, os níveis basais da variável de desfecho;
4. Considerar a opção de armazenar amostras biológicas, imagens e outras informações da população para análise posterior;
5. Seguir a coorte ao longo do tempo definido, minimizando perdas no acompanhamento;
6. Medir as variáveis de desfechos durante e ao final do acompanhamento.[5]

Importante
- Os sujeitos de pesquisa devem ser suscetíveis à ocorrência do desfecho. Os **não expostos** servem como grupo de **comparação (controle)** aos expostos, fornecendo uma estimativa da linha de base ou da quantidade esperada de ocorrência da doença na comunidade. Se a ocorrência do desfecho (**risco, incidência**) for significativamente diferente para o grupo exposto em relação ao grupo comparação, considera-se que a exposição está **associada** ao desfecho;
- A **duração** de um estudo de coorte depende da idade dos pacientes, do local onde se dá o estudo, do estágio da doença e do desfecho escolhido. Pode variar consideravelmente, mas é importante que seja suficientemente longa para que o desfecho possa ocorrer. Quando há necessidade de respostas rápidas, como a determinação sobre se está ou não ocorrendo um surto de uma doença em determinada área, ou em um grupo de pessoas e quais variáveis poderiam estar associadas a este evento, a duração do estudo pode ser menor, mas sempre devem ser respeitados os critérios citados. Instituições acadêmicas e/ou de investigação são mais propensas a realizar pesquisas com maior tamanho de amostra e duração mais longa a respeito de doenças ou condições, para avaliar mais de uma variável preditora e/ou mais de uma variável de desfecho.[6]

O *Framingham Heart Study*,[7] por exemplo, teve como objetivo medir a incidência e prevalência de doenças cardiovasculares (angina, infarto agudo do miocárdio (IAM), morte súbita, acidente vascular cerebral (AVC), hipertensão arterial, doença arterial periférica e insuficiência cardíaca) e sua associação a possíveis causas e/ou fatores de risco, como: tabagismo, diabetes, colesterol sérico e outros. O estudo foi iniciado em 1948, com 5.209 adultos e seus familiares com idades entre 28 e 62 anos, todos residentes na cidade de Framingham, nos EUA. Durante esta coorte prospectiva foram realizados exames clínicos periódicos acompanhados de medidas de morbidade e mortalidade (Fig. 11-2). Esta pesquisa contribuiu com informações importantes para o tratamento e prevenção de doenças cardiovasculares. Permitiu avaliar o papel da hipertensão arterial, colesterolemia, padrões alimentares, tabagismo, sedentarismo e outros fatores mais e como cada um deles poderia afetar as pessoas de modo diferente dependendo do sexo, idade e presença de comorbidades. Com os dados coletados também foi possível ser construído um escore de predição de risco cardiovascular.[8]

As coortes são úteis na investigação de prognóstico de doenças e condições, efeitos tardios de tratamentos ou medidas de prevenção como rastreamentos,

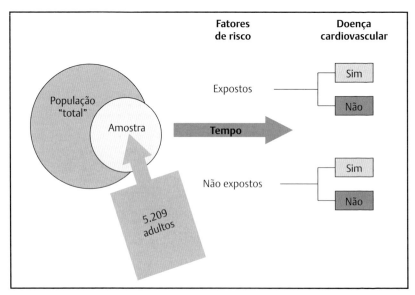

Fig. 11-2. Estudo de Framingham – uma coorte prospectiva. Características: a) população inicialmente sem os desfechos (**estudo prospectivo**); b) exposição (não intervenção) às variáveis preditoras (**observacional**); c) mensuração das associações entre a exposição às variáveis preditoras e a ocorrência das variáveis de desfecho (**analítico**).

por exemplo. Nas avaliações de tecnologias em saúde (medicamentos, vacinas e outras), uma vez encerrada a fase III e confirmada a aprovação da tecnologia, começa a fase IV, uma **coorte** que acompanhará os pacientes buscando avaliar, ao longo do tempo, a duração dos efeitos, benéficos ou não, que possam ocorrer com o uso contínuo e/ou prolongado do que foi aprovado em estudos de intervenção para grandes grupos amostrais.

Bem conduzidos, os estudos de coorte avaliam riscos, incidência, força de associação, sugerem causalidade e são, provavelmente, os melhores delineamentos para uma situação em que um ensaio clínico randomizado não poderia, ou seria muito difícil ser realizado para responder uma questão de pesquisa como, por exemplo, a avaliação dos desfechos associados ao uso de álcool ou outras intervenções deletérias. Um estudo de intervenção (ensaio clínico controlado) teria problemas éticos que dificultariam sua aprovação para responder esta pergunta.

As coortes seguem uma lógica semelhante à de um ensaio clínico, permitindo a aferição da exposição a um possível fator de risco associado a etiologia e/ou prognóstico.

Como outros estudos observacionais, as coortes estão mais sujeitas a potenciais vieses do que os delineamentos experimentais. No curso de uma coorte, pessoas expostas à variável em estudo podem ser, de alguma forma, diferentes das não expostas, uma vez que a amostra e suas exposições podem não ser tão controladas como seriam em um ensaio clínico. Condições de saúde como anemia, hipertensão arterial, artrose e outras, quando em fase inicial ou oligossintomática podem não ter sido abordadas por não terem sido reconhecidas ou percebidas pelos pacientes como doenças que necessitem de atenção médica, sendo consideradas apenas como desconfortos comuns do cotidiano.

Validade Interna e Externa de uma Coorte

Considerando-se o ensaio clínico controlado e randomizado como o delineamento que pode alcançar o maior nível de evidência científica, os estudos de coorte vêm, a seguir nesta classificação. Mas, para que o **nível de evidência** de uma coorte seja alto, alguns requisitos são importantes:

- Questão de pesquisa clara quanto ao que se pretende estudar, se risco ou benefício, quais as variáveis preditoras e as de desfecho;
- Duração apoiada na história natural da doença deixando claro que haverá tempo suficiente para que o desfecho ocorra e possa ser mensurado (p. ex., para avaliar o risco de doença cardiovascular em crianças expostas a tabagismo passivo, a duração da coorte deveria ser longa);
- Recrutamento adequado, isento de viés de amostragem – critérios de inclusão e exclusão que expressem adequadamente a população que se pretende estudar;

- Exposições (variáveis preditoras) bem definidas e adequadamente mensuradas, que evitem a ocorrência de viés de aferição e de classificação, sempre se assegurando de que os participantes da pesquisa possam ser expostos a estas variáveis;
- Desfechos que possam ser medidos de modo acurado para evitar viés de aferição e classificação;
- Técnica de mensuração dos desfechos, sempre que possível validada e empregada de modo semelhante para todos os envolvidos no estudo, com mascaramento dos avaliadores quanto à exposição e grupo a que o participante pertence;
- Fatores de confusão identificados e avaliados;
- Resultados com medidas que expressem força de associação, acurácia e precisão a fim de permitir comparação entre os grupos, estimar melhor os resultados clínicos e construir hipóteses sobre causalidade;
- Perdas de acompanhamento controladas e evitadas, com ênfase na atenção para a ocorrência de viés de migração (abandono de participantes que sejam em grande parte diferentes dos que permanecem no estudo).[9]

Ações para Minimização de Perdas de Acompanhamento
- Antes da inclusão na amostra, esclarecer os elegíveis sobre a periodicidade e duração dos contatos para coleta de dados ao longo do período de estudo; questionar sobre a viabilidade dos retornos periódicos; solicitar informações que facilitem o contato, endereços físicos e eletrônicos atuais e futuros, assim como dados que permitam a identificação pessoal e contatos próximos que possam fornecer informações sobre o participante caso ele esteja ausente ou não possa fornecê-las;
- Proporcionar acolhimento aprazível nos retornos.

O termo coorte de fase inicial da doença (*inception co-hort*) é utilizado para descrever um grupo de pacientes que é reunido no início da doença.

Características, Cuidados e Limitações dos Estudos de Coorte
- Possibilidade de cálculo de risco, incidência, prevalência e análise de sobrevivência;
- Permite a observação de temporalidade entre a exposição e o desfecho (qual aconteceu primeiro), o que favorece inferência sobre causalidade. Permite avaliar o resultado de exposição a doses diferentes de uma mesma medicação em pacientes em etapas diversas da história natural da doença;
- Mais de uma variável preditora (exposição, fator de risco) e/ou de desfecho podem ser estudadas em um mesmo estudo;
- Permite avaliar interações (modificações de efeito) para variáveis preditoras e de desfecho: características pessoais, estilo de vida, estágio da doença, ambiente, sazonalidade etc.;

- É possível comparar dados/informações já ocorridos desde que corretamente registrados;
- Construção da história natural de uma doença;
- Requer coleta padronizada dos dados para reduzir o risco de viés de aferição;
- Dependendo da questão de pesquisa, pode ser necessário maior tamanho de amostra e maior duração do acompanhamento;
- Pode ter custo maior, dependendo dos objetivos;
- Requer atenção para a ocorrência de vieses, com destaque para o confundimento;
- Cuidado com perdas ou acompanhamento incompleto dos participantes.

Efeitos diferentes para um mesmo tratamento podem ocorrer, por exemplo, em virtude de um menor período de tempo que a exposição ocorreu em um grupo em relação ao outro (um exemplo poderia ser a menor efetividade de atividade física em um grupo de tabagistas do que em não tabagistas em razão do abandono mais frequente da atividade física pelos tabagistas);
- Maior limitação no estudo de doenças ou eventos raros;
- Cuidado com a avaliação de exposições muito antigas ou muito recentes. As muito antigas podem ter seu efeito diluído ou alterado com o passar do tempo; as muito recentes podem conter algum grau de confundimento em relação à relação temporal.[3]

Amostra

Deve ser descrito o tipo de amostragem realizada, se completa, aleatória, por conveniência, pareada, bem como as características pessoais e sociodemográficas: etnia, idade, ocupação, gravidade da doença, comorbidades dos incluídos na amostra, assim como local de atendimento (domicílio, ambulatório, hospital) no qual foram selecionados os participantes.

A escolha deve procurar representatividade da população que se pretende estudar, buscando garantir validade interna e externa dos resultados (possibilidade de generalização para indivíduos que não pertençam à amostra).

Deixar clara a fase da doença na qual os dados começaram a ser coletados, se no início dos sintomas, no momento do diagnóstico ou no início do tratamento. Caso sejam diferentes momentos, avaliar a necessidade de fazer uma avaliação por subgrupos. Eventuais riscos de **confundimento** devem ser descritos, assim como a possibilidade de **interação (modificação de efeito)**.

Atentar para a eventual ocorrência do denominado **"fenômeno Will Rogers"**, ou seja, o surgimento de testes diagnósticos que possam detectar mais precocemente estágios avançados da doença (p. ex., um estágio de disseminação de uma neoplasia) – **migração de estágio**.[10]

Especialmente em estudos sobre prognóstico deve-se estar atento para a eventual perda de acompanhamento de pacientes em estágios mais avançados, ou nos quais o desfecho já possa ter ocorrido e o evento não possa ser contabilizado, levando à falsa conclusão de maior ou menor eficácia do tratamento.

Coorte Retrospectiva (Coorte Histórica)

Devido ao tempo necessário para o desenvolvimento de uma corte prospectiva e aos recursos financeiros necessários para o seu desenvolvimento, este delineamento acaba não sendo viável para todas as questões clínicas sobre risco. Mas, se dados e informações já tiverem sido coletados em bancos de dados estruturados, preferencialmente informatizados, e registros populacionais sobre uma doença ou condição, eles poderão ser avaliados de acordo com a evolução temporal de ocorrência, na busca de associações entre variáveis preditoras e de desfecho. A esse estudo dá-se o nome de **coorte retrospectiva**, cujos cuidados na construção e suas forças e fragilidades são descritos, respectivamente, nos Quadros 11-1 e 11-2.

Quadro 11-1. Coortes retrospectivas: cuidados na construção[2]

- Coleta padronizada dos dados para minimizar a ocorrência de vieses
- A avaliação dos materiais e dados coletados previamente será feita de modo retrospectivo, mas a leitura e interpretação pressupõem o modo prospectivo como ocorreram e como foram coletados
- Controle e avaliação de perdas de acompanhamento
- Identificação de coortes já existentes e bem construídas, que possuam as informações necessárias para responder à questão de pesquisa
- Verificação sobre a mensuração adequada das variáveis de estudo
- Atenção para os detalhes das etapas do estudo: características do momento em que foi construída; tempo de acompanhamento da população e subgrupos; aferição das variáveis e outros dados mais que podem não ser reparáveis, uma vez que aconteceram no passado

Quadro 11-2. Coortes retrospectivas: forças e fragilidades[2]

Forças	Fragilidades
• Planejamento coordenado de bancos de dados de várias instituições pode conduzir a uma coorte retrospectiva multicêntrica com maior tamanho da amostra, maior poder estatístico e maior validade interna e externa • Como nas coortes prospectivas, é possível calcular e comparar a incidência/riscos para os desfechos buscando associações às exposições • Custos e duração podem ser menores	Informações não existentes nos registros não poderão ser analisadas

EXEMPLO DA APLICABILIDADE DE UMA COORTE RETROSPECTIVA – CENÁRIO CLÍNICO 2

Um estudo teve como **objetivo** avaliar a associação entre pressão arterial (PA) e doença cardiovascular em pacientes idosos com diabetes sem doença cardiovascular ou insuficiência cardíaca. **Coorte retrospectiva** com 225.563 pacientes diabéticos com idade superior a 65 anos, não portadores de doença cardiovascular. Período de estudo: 2009 a 2017. Origem dos dados: Banco de Dados Nacional de Informações de Saúde. Os pacientes foram divididos com base na PA Sistólica (PAS) e PA Diastólica (PAD). Os desfechos compostos principais foram AVC, IAM e morte por todas as causas. Análise estatística: regressão de riscos proporcionais de Cox ajustada para covariáveis da linha de base. Durante o acompanhamento de 7,76 anos (mediana), a taxa de incidência de desfechos primários foi de 26,62/1.000 pessoas-ano. O risco do desfecho primário teve uma curva em U para PAS/PAD com nadir entre 120 e 129 mm Hg/65 e 69 mmHg. Os resultados permitiram concluir que pacientes com PAS entre 120 e 129 mmHg e PAD entre 65 e 69 mmHg tiveram menor risco para o desfecho composto para IAM, AVC, insuficiência cardíaca e morte por todas as causas. Os resultados sugeriram também que o uso de medicação anti-hipertensiva pode diminuir eventos cardiovasculares em pacientes com PAS ≥ 140 mm Hg e PAD ≥ 90 mm Hg e aumentar o risco de eventos cardiovasculares em pacientes com PAS < 110 mmH e PAD < 60 mm Hg.[11]

SUMÁRIO

- Estudos de coorte acompanham ao longo do tempo um grupo de pessoas que possuam características semelhantes, com o objetivo de descrever a ocorrência de novos casos (incidência) de desfechos associados à exposição a variáveis preditoras (fatores de risco ou prognóstico);
- É um estudo **observacional**. As variáveis expositoras não são aplicadas aos participantes da pesquisa, mas é avaliada a exposição a elas (p. ex., pessoas não são colocadas em ambiente com poluição atmosférica para avaliar seus efeitos, mas sxe observam os efeitos ocorridos em pessoas expostas a um ambiente poluído ou não);
- A incidência ou risco de ocorrência de desfechos nos grupos são registrados, **prospectivamente**, ao longo do tempo (p. ex., pessoas não portadoras de doenças cardiovasculares são acompanhadas ao longo do tempo de exposição à poluição atmosférica e casos novos destas ocorrências são registrados);
- Registros de saúde já coletados prospectivamente podem ser quantificados e analisados de modo retrospectivo (**coorte retrospectiva**);
- A duração do estudo e o tamanho da amostra podem depender das condições basais da amostra e da frequência e/ou da história natural da doença;
- Permite estudos sobre etiologia, prevenção, diagnóstico, tratamento e prognóstico.

REFERÊNCIAS BIBLIOGRÁFICAS

1. de Brito JN, McDonough DJ, Mathew M, VanWagner LB, Schreiner PJ, Gabriel KP, et al. Young adult physical activity trajectories and midlife nonalcoholic fatty liver disease. JAMA Netw Open. 2023;6(10):e2338952.
2. Hulley SB, Cummings SR, Browner WS, Grady DG, Newman TB. Delineando a pesquisa clínica. 4. ed. Porto Alegre: Artmed; 2015.
3. Haynes RB, Sackett DL, Guyatt GH, Tugwell P. Clinical Epidemiology: how to do clinical practice research. 3rd ed. Philadelphia: Lippincott; 2011.
4. Bonita R, Beaglehole R, Kjellström T. Epidemiologia básica. 2. ed; 2010. São Paulo: Santos.
5. Principles of Epidemiology in Public Health Practice. 3rd ed. October 2006. Updated May 2012 U.S. Department Of Health And Human Services. Centers for Disease Control and Prevention (CDC). Office of Workforce and Career Development. Atlanta, GA 30333
6. Portal Butantan. https://butantan.gov.br/covid/butantan-tira-duvida/tira-duvida-noticias/entenda-o-que-e-uma-pandemia-e-as-diferencas-entre-surto-epidemia-e-endemia#:~:text=Um%20surto%20ocorre%20quando%20h%C3%A1,de%20casos%20de%20uma%20doen%C3%A7a. Acesso EM 20/11/2023.
7. Kannel WB, Feinleib M, McNamara PM, Garrison RJ, Castelli WP. An investigation of coronary heart disease in families. The Framingham offspring study. Am J Epidemiol. 1979;110(3):281-90.
8. Framingham Heart Study. Cardiovascular Disease (10-year risk). https://www.framinghamheartstudy.org/fhs-risk-functions/cardiovascular-disease-10-year-risk/. Acesso em 20/11/2023.
9. ©Critical)Appraisal)Skills)Programme)(CASP)!Cohort!Study!Checklist. http://creativecommons.org/licenses/byHncHsa/3.0/!www.caspHuk.net!
10. Chee KG, Nguyen DV, Brown M, Gandara DR, Wun T, Lara PN Jr. Positron emission tomography and improved survival in patients with lung cancer: the Will Rogers phenomenon revisited. Arch Intern Med. 2008;168(14):1541-9.
11. Hong S, Park JH, Han K, Lee CB, Kim DS, Yu SH. Blood pressure and cardiovascular disease in older patients with diabetes: retrospective cohort study. J Am Heart Assoc. 2021;10(22):e020999.

ENSAIOS CLÍNICOS

CAPÍTULO 12

Ana Luiza Cabrera Martimbianco

INTRODUÇÃO

Ensaios clínicos são estudos experimentais realizados em seres humanos para avaliar os efeitos (benefícios e riscos) de intervenções em saúde, como medicamentos, cuidados preventivos, procedimentos, técnicas cirúrgicas, tratamentos comportamentais, dispositivos, terapias físicas e nutricionais, entre outras. Trata-se de um estudo no qual os participantes são atribuídos, prospectivamente, a uma ou mais intervenções de forma comparativa (que podem incluir placebo, nenhum tratamento ou outras intervenções terapêuticas) para avaliar as diferenças de eficácia e segurança entre os grupos de tratamento.

Quando devidamente planejados e conduzidos, são considerados padrão de excelência para estudos sobre os efeitos de um tratamento e constituem uma base confiável de informação para auxiliar a tomada de decisão em saúde. Além disso, são fundamentais para apoiar a incorporação de novos tratamentos e o aprimoramento dos cuidados de saúde existentes. Os resultados dos ensaios clínicos podem mostrar, por exemplo, que um novo medicamento tem mais benefícios clínicos do que o tratamento usual ou o contrário, ou então que não há diferenças clínicas entre eles.

HISTÓRIA DOS ENSAIOS CLÍNICOS

Ao longo do tempo, os ensaios clínicos registraram e analisaram o desenvolvimento da quantificação na avaliação terapêutica. Muitos relatos de experimentos realizados para investigar os efeitos de novas terapias para o tratamento de doenças ou condições clínicas são registrados há séculos, alguns conduzidos de forma acidental, outros, ainda que não tenham sido denominados ensaios clínicos, seguiram critérios metodológicos semelhantes aos utilizados atualmente. O primeiro estudo considerado um ensaio clínico controlado foi conduzido pelo médico escocês James Lind, em 1747. Enquanto trabalhava como cirurgião em um navio, Dr. Lind identificou alta taxa de mortalidade por escorbuto entre os marinheiros e propôs-se a investigar diferentes tratamentos para a doença. Doze marinheiros foram selecionados, devido à semelhança dos sintomas, isolados em um alojamento e divididos em seis grupos tratados com: (i) 1 litro de cidra por dia, (ii) 25 gotas de óleo de vitríolo 3 vezes ao dia, (iii) 2 colheres de vinagre 3 vezes ao dia, (iv) água do mar, (v) 2 laranjas e 1 limão 1 vez ao dia e (vi) eletrólitos. Ao final do experimento foi possível observar que os dois marinheiros que consumiram frutas cítricas apresentaram melhora expressiva dos sintomas quando comparados aos outros grupos.[1-3]

Diante da evolução metodológica e da identificação e necessidade de controle dos vieses relacionados com planejamento, condução e interpretação dos resultados, os ensaios clínicos tornaram-se mais estruturados e regulamentados ao longo do tempo. Assim, mais de um século após o estudo de James Lind, em 1863, surge o conceito de "placebo", considerado um marco importante na história dos ensaios clínicos. Trata-se de um grupo de comparação administrado com o tratamento simulado ou placebo que ajudou na determinação do real efeito da intervenção investigada.[1-3]

A utilização de métodos de distribuição aleatória ou randômica dos participantes entre os grupos de tratamento ocorreu 2 séculos mais tarde. O primeiro ensaio clínico randomizado, que descreveu com clareza o uso de uma tabela de números aleatórios para garantir que todos os participantes tivessem a mesma chance de serem alocados para qualquer um dos grupos de comparação, foi publicado em 1948. O estudo em questão foi conduzido pelo British Medical Research Council e avaliou o uso da estreptomicina para o tratamento de tuberculose.[2,4]

PRINCIPAIS CARACTERÍSTICAS METODOLÓGICAS DOS ENSAIOS CLÍNICOS

As características metodológicas a seguir diferenciam e categorizam alguns dos tipos mais comuns de ensaios clínicos:

- Quanto ao grupo-controle:
  - *Ensaio clínico controlado:* A intervenção analisada é comparada a um grupo controle que pode ser placebo (ou simulação), nenhum tratamento, outro tratamento ativo ou diferentes doses ou esquemas de tratamento de uma mesma intervenção;
  - *Ensaio clínico não controlado*: Quando não há grupo-controle ou de comparação, ou seja, todos os participantes recebem a mesma intervenção e os desfechos são mensurados antes e após o período de tratamento. Também chamado ensaio clínico "antes e depois", esse desenho de estudo geralmente é utilizado para determinar as propriedades farmacocinéticas de um novo medicamento (ensaios de fase 1).

■ Quanto ao método usado para alocação dos participantes nos grupos comparadores:
  • *Ensaio clínico controlado randomizado*: Randomização é uma técnica de distribuição aleatória que garante que cada participante do estudo tenha chances iguais de receber qualquer um dos tratamentos que estão sendo comparados. É a forma mais adequada para alocação dos participantes em ensaios clínicos, pois impede que o pesquisador preveja ou escolha para qual grupo o próximo participante será alocado. Desta forma, reduz-se a possibilidade de desbalanço entre os grupos com relação às características dos participantes capazes de impactar os resultados do estudo, por exemplo, a gravidade da doença, diferença de idade, entre outros (viés de seleção – quando o pesquisador decide quem vai receber qual intervenção). Há diferentes métodos para gerar a lista de randomização, porém, *softwares* ou aplicativos que geram sequências de números aleatórios são os mais utilizados. Outra etapa metodológica associada à randomização é o sigilo de alocação. Trata-se de uma estratégia utilizada para implementar a sequência aleatória gerada e garantir que os pesquisadores responsáveis não tenham acesso até o momento da aplicação da intervenção. O sigilo da sequência de randomização garante que os pesquisadores não tenham influência sobre a distribuição dos participantes. Há diferentes métodos para manter o sigilo da alocação, incluindo *softwares* ou aplicativos, central telefônica institucional ou o uso de envelopes numerados sequencialmente, opacos e selados e que contêm em seu interior a informação sobre o grupo de alocação do participante;[5,6]
  • *Ensaio clínico controlado quasi-randomizado:* Quando o método utilizado para a distribuição dos participantes permite previsibilidade da alocação, por exemplo, alternância por dia de chegada do participante ou de acordo com a data de nascimento (números pares para um grupo e números ímpares para outro), entre outros;[5,6]
  • *Ensaio clínico não randomizado:* Nenhuma técnica de randomização é utilizada para distribuição dos participantes nos grupos comparadores. São alocados pelos pesquisadores.

O Quadro 12-1 apresenta alguns dos métodos mais utilizados para a realização da randomização, a depender dos objetivos do estudo.[7]

■ Quanto ao tipo de ensaio clínico randomizado:
  • *Paralelo* (Fig. 12-1): Tipo de ensaio clínico mais comum. Neste desenho os participantes são randomizados para dois ou mais grupos de comparação e todos recebem as intervenções simultaneamente designadas. Exemplo: um estudo que avalia o uso da isotretinoína comparada ao placebo para o tratamento de acne em adolescentes;

Quadro 12-1. Principais métodos de randomização

Método de randomização	**Simples:** randomização baseada em uma sequência única de distribuição aleatória, mais utilizada e de fácil implementação. Contudo, em casos de pequeno tamanho amostral, esse método pode gerar grupos com número de participantes diferentes ou com fatores prognósticos desequilibrados
	Estratificada: evita desequilíbrios com relação às características de base dos participantes (p. ex., sexo, idade etc.) que possam influenciar os resultados. A randomização é realizada dentro dos grupos separados por características identificadas
	Em blocos: randomização projetada para distribuir os participantes em números iguais para cada grupo por meio de blocos aleatórios com quantidade de participantes predeterminada. Exemplo: em um bloco de quatro participantes, cada dois são alocados para um grupo e dois para outro
	Minimização: método utilizado para minimizar o desequilíbrio entre os grupos no decorrer do estudo. Os primeiros participantes são randomizados de forma simples e ao longo do estudo, os próximos serão alocados de acordo com as diferenças detectadas. Útil para estudos com pequeno tamanho amostral

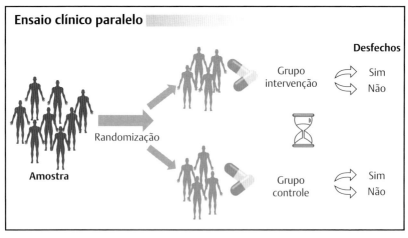

Fig. 12-1. Esquema de um ensaio clínico randomizado do tipo paralelo.

- *Crossover* (Fig. 12-2): Na primeira fase do estudo, os grupos recebem as intervenções designadas após a randomização, assim como no desenho de estudo paralelo. Após determinado período de tratamento, os grupos são invertidos, ou seja, os participantes que receberam a intervenção A passam a receber a B e os que começaram com a intervenção B passam a receber a A. É necessário um período de suspensão das intervenções antes do cruzamento para evitar efeitos residuais do tratamento administrado na primeira fase do estudo. Este período é chamado de *washout*. São relevantes para avaliação de desfechos de curto prazo em doenças crônicas, por exemplo, melhora da função pulmonar em pacientes asmáticos ou melhora da dor em pacientes com artrite reumatoide;[7]
- *Cluster* (Fig. 12-3): Os ensaios clínicos do tipo *cluster* diferem dos outros devido à unidade de randomização. Neste caso, grupos de participantes são randomizados como se fossem uma unidade, por conglomerados. São utilizados quando o objetivo da intervenção é o coletivo ou um sistema em vez de um paciente, por exemplo, ao avaliar abordagens assistenciais comparando diferentes hospitais ou unidades de saúde. Exemplo: um ensaio clínico que compare os efeitos de diferentes turnos de trabalho da enfermagem, nos quais a randomização seria por enfermarias e não por indivíduo;
- *Stepped wedge*: Os grupos são randomizados em *clusters* (como hospitais, escolas, unidades de saúde, entre outros), porém, as intervenções são administradas em momentos diferentes;[6,8,9]

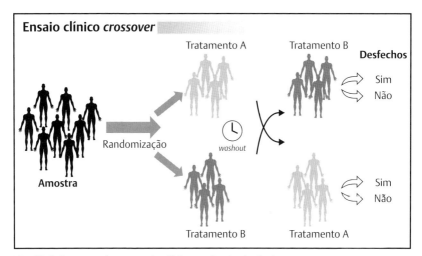

Fig. 12-2. Esquema de um ensaio clínico randomizado do tipo *crossover*.

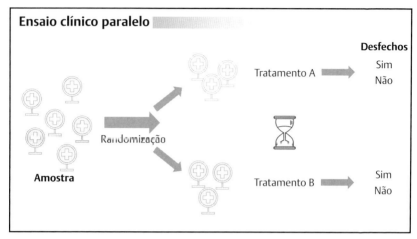

Fig. 12-3. Esquema de um ensaio clínico randomizado do tipo *cluster*.

- *Fatorial*: Avalia os efeitos de múltiplas intervenções de forma isolada ou associadas. Cada participante é atribuído, aleatoriamente, a um grupo que recebe uma intervenção ou uma combinação específica de intervenções.[6,8]
- Quanto à magnitude da diferença esperada entre os grupos comparadores: Os ensaios clínicos randomizados podem ser classificados de acordo com a magnitude da diferença esperada entre os resultados dos grupos de tratamento e controle:[5,10,11]
  - Superioridade: Demonstrar que um tratamento tem efeitos melhores (superiores) do que o outro;
  - Não inferioridade: Demonstrar que um tratamento não é menos eficaz do que o outro com relação ao efeito clinicamente relevante – ao contrário do de superioridade, não é necessário que o tratamento seja melhor que o controle, pode ser melhor ou igual;
  - Equivalência: Demonstrar que um tratamento apresenta resultados semelhantes ao outro (nem pior, nem melhor).

Dependendo do objetivo do estudo, é preciso especificar se este pretende testar a superioridade (ou seja, melhor que), a não inferioridade ou a equivalência entre diferentes tratamentos.

- Quanto ao mascaramento: O termo mascaramento refere-se a manter os participantes, os avaliadores que coletam os dados dos desfechos avaliados e a equipe de investigadores (normalmente profissionais de saúde que participam do estudo) sem conhecimento da intervenção para o qual o participante foi designado. Esse método impede os vieses relacionados com a tendenciosidade dos participantes em relatar um desfecho equivocado por saber, por exemplo, que está em um grupo placebo ou dos investigadores que podem tratar de forma diferente os participantes de cada grupo (viés de *performance*); ou, ainda, o viés relacionado com a coleta de dados tendenciosa por parte do avaliador (viés de detecção).[12] Quando o tratamento é conhecido, seus efeitos podem ser superestimados ou subestimados, principalmente quando o desfecho avaliado no estudo é subjetivo e depende da resposta do participante ou do avaliador, por exemplo, a avaliação da intensidade da dor relatada pelo participante. Desfechos objetivos, como a mortalidade, deixam pouco espaço para vieses relacionados com a ausência de mascaramento.[6,13]

De acordo com o mascaramento, ensaio clínico pode ser classificado como:
- Duplo-cego: Participantes/equipe e avaliadores dos desfechos não têm conhecimento sobre o grupo para o qual o participante foi alocado;
- Simples-cego: Participantes/equipe OU avaliadores dos desfechos não têm conhecimento sobre o grupo para o qual o participante foi alocado;
- Aberto: Todos os envolvidos sabem para qual grupo o participante foi alocado.

Embora o duplo-cego represente um estudo com risco reduzido de vieses e alto grau de confiança nos resultados, é preciso verificar se os pesquisadores relataram, de forma clara, no artigo, quais métodos foram utilizados para garantir o mascaramento, por exemplo, em um estudo que compare um medicamento ao placebo, a descrição se as cápsulas eram de mesma cor, ou o frasco dispensado era de mesmo aspecto, opacos etc.[13]

PLANEJAMENTO DO ESTUDO (PROTOCOLO)

Os ensaios clínicos são desenvolvidos para responder a questões de pesquisa específicas relacionadas com intervenção em saúde. Para manter o rigor metodológico e evitar o risco de vieses, a condução de um ensaio clínico deve seguir um projeto com planejamento específico, denominado protocolo. Os protocolos são elaborados previamente ao início do estudo e descrevem os objetivos, desenho, metodologia, considerações estatísticas e aspectos relacionados com a organização do ensaio clínico. Apresentam a justificativa para a condução do estudo, levando também em consideração as questões éticas.[7]

Para garantir a transparência no processo de condução do estudo, é mandatório que os protocolos de ensaios clínicos sejam publicados previamente ao seu início. Esta iniciativa impede que o relato final do estudo seja diferente do que foi proposto no protocolo, evitando, assim, a omissão de resultados desfavoráveis à intervenção analisada ou sem diferença significativa entre os tratamentos comparados. Existem plataformas específicas para o registro e disponibilização dos protocolos, como a Clinicaltrials.gov, criada pela agência regulatória norte-americana Food and Drug Administration (FDA) e a International Clinical Trials Registry Platform (ICTRP), da Organização Mundial da

Saúde (OMS). Além disso, há plataformas específicas de alguns países, como a brasileira REBEC (Registro Brasileiro de Ensaios Clínicos).

Desde 2005, o International Committee of Medical Journal Editors (ICMJE) tornou obrigatória a apresentação do número de registro do ensaio clínico no momento da submissão do artigo para apreciação por uma revista científica. Isso permite que os editores das revistas possam comparar o método planejado no protocolo e o que foi executado no artigo final.

A publicação do protocolo do estudo também tem como vantagem a identificação de lacunas no conhecimento, mostrando a necessidade de novos estudos em determinadas áreas da saúde, além de evitar esforços desnecessários com a condução de estudos semelhantes ou de estudos que avaliam intervenções comprovadamente ineficazes.[6,13]

ETAPAS PARA A ELABORAÇÃO DE UM ENSAIO CLÍNICO
Elaboração da Pergunta de Pesquisa

A pergunta de pesquisa de um ensaio clínico precisa ser clara e bem definida. Para facilitar a elaboração de uma pergunta estruturada, utiliza-se o acrônimo PICO, cada componente corresponde a: P – população, I – intervenção, C – comparador, O – outcomes (desfechos avaliados). É importante que os desfechos sejam separados em primários e secundários, de acordo com a relevância para a determinação dos efeitos da intervenção e os desfechos relevantes para o paciente. O detalhamento de cada um dos componentes do PICO auxilia na definição dos critérios de inclusão e exclusão do estudo. A Figura 12-4 apresenta um exemplo de estruturação de uma pergunta de pesquisa.[6]

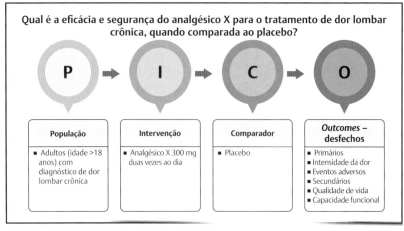

Fig. 12-4. Acrônimo PICO para estruturação da pergunta de pesquisa.

Definição e Cálculo do Tamanho da Amostra

Os participantes a serem estudados são selecionados a partir de uma amostra de pessoas com a mesma condição clínica de interesse. Para que não ocorram vieses relacionados a fatores de confusão na amostra, devem ser excluídos do estudo os participantes que apresentam, por exemplo, comorbidades ou qualquer outro aspecto que possa influenciar os resultados. A amostra deve ser representativa da população com a doença para garantir a validade externa e aplicabilidade dos resultados.

Além das características clínicas semelhantes, é preciso realizar o cálculo do tamanho da amostra para definir o número mínimo de participantes necessários para detectar possíveis diferenças estatísticas entre a intervenção e o controle. Esse cálculo é baseado no efeito esperado do tratamento e deve ser realizado previamente ao início do estudo.[10]

Métodos de Randomização e Mascaramento

Conforme descrito acima, as técnicas utilizadas para a realização da randomização, do sigilo de alocação e do mascaramento devem ser explicitadas tanto no protocolo do ensaio clínico como no artigo final.

Métodos para Lidar com as Perdas de Participantes

As perdas de participantes ao longo do estudo podem ocorrer por diversos motivos, por exemplo, desistência por parte do participante, piora do quadro clínico, morte, entre outros. Contudo, as perdas devem ser evitadas ao máximo para que o poder estatístico da amostra seja mantido. O impacto das perdas nos resultados depende da porcentagem total de perdas (consideradas aceitáveis entre 10% e 20% do total de participantes randomizados), balanço entre os grupos, razões para as perdas e as abordagens estatísticas adotadas para lidar com as perdas, como:[6,8,10]

- **Análise por intenção de tratar** (análise dos desfechos baseada no grupo em que o participante foi alocado – randomizado, independentemente de ter recebido ou não a intervenção planejada);
- **Análise *per protocol*** (análise apenas dos participantes que completaram o tratamento originalmente alocado);
- **Análise *as treated*** (análise dos desfechos baseada na real intervenção recebida, independentemente do grupo para o qual foram randomizados).

Análise e Interpretação dos Resultados

A análise quantitativa dos desfechos em um ensaio clínico pode ocorrer durante o estudo, ao final e/ou por um período predeterminado de acompanhamento (*follow up*). Métodos estatísticos são utilizados para o cálculo da estimativa e magnitude do efeito do tratamento, quando comparado ao grupo-controle. O teste de hipótese questiona se um efeito (diferença entre os grupos) ocorreu ou não por meio de testes estatísticos. Estabelece a expectativa sobre a relação entre o tratamento e os desfechos avaliados no ensaio clínico. É, então, estabelecida a significância estatística do resultado com base no valor de p, ou seja, a probabilidade de haver ou não diferença estatisticamente significativa entre as intervenções com relação ao desfecho analisado. A análise dos resultados depende da escolha das medidas que descrevem essa diferença entre os grupos. Para desfechos contínuos, como a avaliação da qualidade de vida por meio de um questionário com escore de 0 a 100 pontos, a medida resumo utilizada é a diferença de média entre os grupos. Para os desfechos dicotômicos, por exemplo, a ocorrência de eventos adversos em cada grupo de tratamento, a medida resumo utilizada pode ser a estimativa de risco, como o risco absoluto ou o risco relativo (Quadro 12-2). É importante ressaltar que, como o valor de p apresenta um resultado estático, se há ou

Quadro 12-2. Principais medidas-resumo utilizadas para estimar o efeito do tratamento

	Principais medidas-resumo utilizadas em ensaios clínicos
Risco absoluto (RA)	Para desfechos dicotômicos, por exemplo, eventos adversos e mortalidade: $$RA = \frac{\text{Número de eventos em um grupo}}{\text{Total de participantes do grupo}}$$
Risco relativo (RR)	Para desfechos dicotômicos, por exemplo, eventos adversos e mortalidade: $$RR = \frac{\text{Número de eventos no grupo-intervenção} \div \text{total de participantes do grupo}}{\text{Número de eventos no grupo-controle} \div \text{total de participantes do grupo}}$$
Diferença de risco (DR)	Para desfechos dicotômicos, por exemplo, eventos adversos e mortalidade: $$RR = \frac{\text{Número de eventos no grupo-intervenção}}{\text{Total de participantes do grupo}} - \frac{\text{Número de eventos no grupo-intervenção}}{\text{Total de participantes do grupo}}$$
Diferença de média (DM)	Para desfechos contínuos, por exemplo, dor e qualidade de vida: DM = Diferença entre a média do grupo-intervenção e a média do grupo-controle. Exemplo: dor avaliada pela escala analógica visual de 0 a 10, a média de um grupo foi 5 e a média do outro, 7. A DM foi de 2 pontos na escala com resultados favoráveis ao primeiro grupo (de menor pontuação)

não diferença, recomenda-se que as estimativas calculadas de efeito sejam também acompanhadas de seus intervalos de confiança para que se possa identificar o tamanho desse efeito e interpretar o quão preciso é o resultado encontrado com relação ao real efeito da intervenção.[6,7,10]

FASES DE UM ENSAIO CLÍNICO

A condução de ensaios clínicos que avaliam a eficácia e a segurança de novos tratamentos, como por exemplo, medicamentos e dispositivos em saúde, devem ser divididos em quatro etapas para fins regulatórios:[14]

- Fase 1:
  - Estudos com pequeno grupo de participantes saudáveis ou com o diagnóstico da doença ou condição clínica a ser tratada (entre 20 a 100 voluntários);
  - Objetivo: analisar a interação do medicamento no organismo, identificar a segurança do medicamento e administrar a frequência de eventos adversos. São estudos utilizados para escalonamento de doses, ou seja, os primeiros participantes recebem uma dose baixa do medicamento para monitoramento da toxicidade. Observa-se se os eventos adversos aumentam com o aumento da dose, até estabilização de uma faixa de dosagem segura;
  - Duração: pode levar muitos meses para serem concluídos.
- Fase 2:
  - Avaliam tratamentos que se mostraram seguros na fase 1 e precisam de um grupo maior de participantes com a doença ou condição clínica (cerca de 100 a 300 voluntários) para o monitoramento dos eventos adversos imediatos. Menos de 70% dos tratamentos avaliados em fase 1 progridem para fase 2;
  - Objetivo: identificar dados adicionais de segurança com diferentes dosagens do medicamento para determinação da dose terapêutica;
  - Em algumas situações, em um ensaio de fase 2, um novo tratamento é comparado com outro existente ou ao placebo. Por esta razão alguns ensaios de fase 2 são randomizados;
  - Duração: cerca de 2 anos.
- Fase 3:
  - Análise de eficácia do novo tratamento. Realizados em grupos maiores de participantes (entre 300 e 3.000 voluntários) com a doença ou condição clínica. Aproximadamente 30% dos estudos progridem da fase 2 para 3;
  - Objetivo: comparar o novo tratamento com outros tratamentos disponíveis existentes e identificar e monitorar eventos adversos de longo prazo ou menos frequentes;
  - Frequentemente, os ensaios de fase 3 envolvem milhares de pessoas de diferentes centros e países. A maioria dos ensaios de fase 3 é randomizada;
  - Duração: entre 2 e 4 anos.

- **Fase 4:**
  - São conduzidos após análise de eficácia e aprovação/registro do medicamento pela agência regulatória e recrutam milhares de participantes com a doença ou condição clínica. Aproximadamente 25% dos estudos progridem da fase 3 para 4;
  - Objetivo: monitorar a eficácia e os eventos adversos de longo prazo (vigilância pós-comercialização);
  - Duração: vários anos.

LIMITAÇÕES

Alguns aspectos práticos podem dificultar a condução de um ensaio clínico ou diminuir a confiabilidade nos seus resultados, por exemplo, a heterogeneidade da população com relação às características clínicas ou da intervenção, com diferentes doses e esquemas de tratamento; o pequeno tamanho amostral que pode reduzir a precisão das estimativas de efeito, o curto período de duração do estudo que impede a avaliação de alguns desfechos de longo prazo, o alto custo e a necessidade de estrutura organizacional e equipe especializada para a condução do estudo e, em alguns casos, impossibilidade ética.[10]

CONSIDERAÇÕES FINAIS

O desenho metodológico adequado dos ensaios clínicos é essencial para a confiabilidade e aplicabilidade prática dos resultados relacionados com a eficácia e a segurança de uma intervenção em saúde. Múltiplas etapas e métodos devem ser cuidadosamente planejados e executados para produzir um estudo robusto. Possíveis falhas na metodologia do ensaio e as incertezas estatísticas de qualquer comparação de tratamento são motivos óbvios de preocupação. Neste sentido, algumas ferramentas, como o *cheklist* CONSORT (*Consolidated Standards of Reporting Trials*),[15] auxiliam na elaboração, padronização da qualidade do relato dos ensaios clínicos randomizados, com itens norteadores desde a elaboração do protocolo até as conclusões finais do estudo. Vale lembrar que nenhum desenho de ensaio clínico é perfeito e nenhum estudo fornece resposta ideal para todas as questões de pesquisa. Contudo, o rigor metodológico minimiza o risco de vieses e melhora a confiança nos resultados para que possam apoiar a tomada de decisão em saúde.

REFERÊNCIAS BIBLIOGRÁFICAS

1. Chalmers I. Comparing like with like: some historical milestones in the evolution of methods to create unbiased comparison groups in therapeutic experiments. Int J Epidemiol. 2001;30(5):1156-64.
2. Baron JH. Evolution of clinical research: a history before and beyond James Lind. Perspect Clin Res. 2012;3(4):149.

3. Chalmers I, Milne I, Trohler U, Vandenbroucke J, Morabia A, Tait G, et al. The James Lind Library: explaining and illustrating the evolution of fair tests of medical treatments. J R Coll Physicians Edinb. 2008;38:259-64.
4. Medical Research Council. Streptomycin treatment of pulmonary tuberculosis: a Medical Research Council investigation. Br Med J. 1948; ii:769-82.
5. Schultz A, Saville BR, Marsh JA, Snelling TL. An introduction to clinical trial design. Paediatr Respir Rev. 2019;32:30-5.
6. Martimbianco ALC, Riera R. Saúde baseada em evidências: conceitos, métodos e aplicação prática. Rio de Janeiro: Atheneu; 2023.
7. Pocock AJ. Clinical trials. A practical approach. Hoboken: John Wiley & Sons; 1983.
8. Evans SR. Clinical trial structures. J Exp Stroke Transl Med. 2010;3(1):8-18.
9. Fletcher RH, Fletcher SW, Fletcher GS. Epidemiologia clínica. 5. ed. Porto Alegre: Artmed; 2014.
10. Li F, Chen X, Tian Z, Wang R, Heagerty PJ. Planning stepped wedge cluster randomized trials to detect treatment effect heterogeneity. Stat Med. 2023 Dec 20..
11. Wang B, Wang H, Tu XM, Feng C. Comparisons of superiority, non-inferiority, and equivalence trials. Shanghai Arch Psychiatry. 2017;29(6):385-8.
12. Catalogue of Bias Collaboration, Nunan D, Bankhead C, Aronson JK. Selection bias. Catalogue of Bias 2017: http://www.catalogofbias.org/biases/selection-bias/
13. Schulz KF, Grimes DA. Blinding in randomised trials: hiding who got what. Lancet. 2002;359(9307):696-700.
14. U.S. Food & Drug Administration (FDA). Step 3: Clinical Research. Disponível em: https://www.fda.gov/patients/drug-development-process/step-3-clinical-research. Acesso em 18 de janeiro de 2024.
15. Schulz KF, Altman DG, Moher D, for the CONSORT Group. CONSORT 2010 Statement: updated guidelines for reporting parallel group randomised trials. Ann Int Med. 2010;152(11):726-32.

REVISÕES SISTEMÁTICAS

Wanderley Marques Bernardo

DEFINIÇÃO

A revisão sistemática difere da revisão narrativa ou tutorial, pois utiliza um método predeterminado de obtenção e seleção crítica da informação científica a ser considerada na geração de uma síntese da evidência. Como tem critérios de inclusão e exclusão explícitos, assim como o método utilizado para obtenção, seleção crítica e extração dos resultados da evidência considerada, permite sua reprodutibilidade e atualização, seguindo os mesmos parâmetros.[1]

Metanálise é o agrupamento dos resultados, da evidência selecionada na revisão sistemática, produzindo estimativa de benefício, risco ou dano global, quando os estudos selecionados são semelhantes com relação à população, intervenção e desfecho. Pode-se realizar uma metanálise sem esta ter sido precedida de uma revisão sistemática, mas geralmente este tipo de produção científica incorpora muitos vieses, atendendo, geralmente, a interesses específicos.[2]

Em detrimento de uma discussão de quando foi produzida a primeira revisão da literatura em saúde, o que se pode afirmar é que o desenvolvimento dos conceitos fundamentais sobre revisão sistemática e metanálise se deve à iniciativa Cochrane, que tem seu início em Wales (Reino Unido) com Archie Cochrane, que sinalizava a necessidade de aplicar-se a evidência científica acima da opinião dos especialistas médicos.[3]

Em 1979, este sugere que é necessário organizar uma síntese crítica, por especialidades, adaptada periodicamente, de todos os ensaios clínicos randomizados relevantes, o que estimulou, em 1993, a criação da colaboração Cochrane, que tem estado à frente da metodologia e no modelo rigoroso de revisão sistemática.[3]

Elementos chaves do modelo são a transparência e a reprodutibilidade dos métodos de pesquisa, o que inclui registro do título, publicação do protocolo e atualização periódica em revisões sistemáticas subsequentes. Na mesma época (1993), no UK Cochrane Centre, em Oxford (criado em 1992), o grupo

Statistical Methods Working Group deu início ao desenvolvimento dos *guidelines* em métodos estatísticos para a síntese de dados, o que teve uma grande influência nas especificações do *software* da Cochrane Collaboration, especialmente em relação à metanálise.[2] Ao longo desses anos, a metodologia tem sido ativamente aprimorada pela Cochrane, incluindo o desenvolvimento de instrumentos de avaliação de risco de vieses em estudos não randomizados.[3]

Os itens envolvidos no desenvolvimento da revisão sistemática, especificamente para intervenções baseadas em ensaios randomizados, também tiveram sua definição inicial por meio do "Cochrane Handbook" (1994), inserido em seu *software* (RevMan).[2,4] Mas, da mesma forma que fazer revisões sistemáticas tornou-se um processo universal, assim também surgiram iniciativas de disseminação desses elementos fundamentais, como o PRISMA (*Preferred Reporting Items for Systematic reviews and Meta-Analyses*),[5] que tem suas origens no QUOROM (*QUality Of Reporting Of Metaanalyses*),[6] que era instrumento específico para metanálises também de ensaios clínicos randomizados (1996).

Alguns fenômenos principais justificaram o aprimoramento, a democratização e a ampliação do *checklist* para as revisões sistemáticas, por meio da criação do PRISMA (2005): o conhecimento da condução e a publicação das revisões sistemáticas expandiram-se, os conceitos de risco de vieses foram estendidos, incluindo os estudos observacionais e a síntese da evidência utilizada pelos autores, tornou-se cada vez mais focada para atender a questões práticas, tornando os critérios de elegibilidade da evidência cada vez mais inclusivos. O PRISMA é composto por um *checklist* e um diagrama de fluxo, essenciais à divulgação e publicação transparente e rigorosa dos métodos e resultados da revisão sistemática.[5]

Por semelhante modo, a fim de ampliar o envolvimento mundial na geração de revisões sistemáticas de qualidade, o Centre for Reviews and Dissemination (CRD), na Universidade de York, que é parte do National Institute of Health Research (NIHR) no Reino Unido e que produz revisões sistemáticas e avaliações de tecnologia em saúde, desenvolveu uma base de registro de revisões sistemáticas, *the international prospective register of systematic reviews* (PROSPERO).[7] O PROSPERO fornece a primeira base mundial *on-line* para registrar revisões sistemáticas em saúde e assistência social, concebido por meio de ampla consulta, a ser utilizado em nível internacional para promover as melhores práticas em todo o mundo, procurando reduzir a redundância e o desperdício de tempo e recursos.

DÚVIDA CLÍNICA

A questão clínica deve expressar o assunto de interesse relacionado com o paciente real. As questões podem ser de tratamento, diagnóstico, prognóstico, etiologia ou dano, para a mesma situação clínica. Para que a dúvida seja devidamente organizada, podendo ser posteriormente convertida na estratégia de busca a ser utilizada na base de informação científica, esta deverá ser estruturada por meio dos componentes: P (Paciente ou População), I (Indicador ou Intervenção), C (Comparação ou Controle) e O (*Outcome*).

Os componentes do PICO também irão determinar os critérios iniciais de inclusão relativos à população, à intervenção e à comparação, como também quais serão os desfechos considerados. Temos a tendência de considerar esse passo menos importante, mas se atentarmos para cada um desses elementos na base da revisão, evitar-se-á a inclusão indevida de estudos cujas populações não são apropriadas.

Deve-se considerar, ainda, que para cada tipo de dúvida, espera-se recuperar determinado desenho de estudo, que poderá ser um critério de inclusão. Para que seja mais bem compreendida a elaboração da questão clínica e sua subsequente estruturação, podemos utilizar exemplos de diagnóstico, terapêutica, prognóstico, etiologia e dano em uma mesma situação clínica em pacientes com doença em cabeça e pescoço.

Dúvida diagnóstica: em pacientes com suspeita de câncer de tireoide, a ultrassonografia (USG) dispensa outros métodos de imagem no diagnóstico?

- P: pacientes com suspeita de câncer de tireoide.
- I: USG cervical.
- C: outros métodos de imagem.
- O: diagnóstico.

Dúvida terapêutica: em pacientes com câncer de tireoide, o esvaziamento linfonodal cervical associado à tireoidectomia reduz mortalidade?

- P: pacientes submetidos à tireoidectomia por câncer.
- I: esvaziamento linfonodal cervical.
- C: sem esvaziamento.
- O: mortalidade.

Dúvida prognóstica: a idade do paciente é fator prognóstico no tratamento cirúrgico do câncer de tireoide?

- P: pacientes com câncer de tireoide em tratamento cirúrgico.
- I: idade.
- C: - (não há).
- O: prognóstico.

Dúvida etiológica: o tabagismo aumenta o risco de câncer de tireoide?

- P: pacientes com câncer de tireoide.
- I: tabagismo.
- C: - (não há).
- O: risco.

Para cada categoria de dúvida há a expectativa de recuperarmos estudos com determinados desenhos, como em:

- *Terapêutica:* ensaios clínicos randomizados e/ou coortes observacionais;
- *Diagnóstica:* estudos transversais;
- *Prognóstica:* estudos coortes observacionais;
- *Etiológica:* estudos coortes observacionais ou casos-controle.

BUSCA E SELEÇÃO DA EVIDÊNCIA

Para encontrarmos a resposta para nossas dúvidas, precisamos executar a busca em algumas fontes de informação científica:

- *Bases de informação primária:* É a fonte de informação científica original, disponível em nível virtual, que compreende uma linguagem de tradução da questão clínica, que é a estratégia de busca, sendo esta o foco central da busca. As principais bases primárias com as quais se pode lidar são: Medline (https://www.ncbi.nlm.nih.gov/pubmed/), Embase (https://www.embase.com/), Lilacs (https://lilacs.bvsalud.org).
- *Busca complementar:* Em fontes como o *google scholar* (https://scholar.google.com) ou de forma manual nas referências das referências, por exemplo, em revisões.

A estratégia de busca a ser utilizada depende de alguns cuidados:

- Deve expressar adequadamente a dúvida clínica;
- Deve ter o maior grau de sensibilidade e especificidade;
- Deve atender à categoria da questão;
- Pode utilizar filtros metodológicos adequados.

Há palavras pelas quais o assunto dos trabalhos é representado nas fontes virtuais, que são denominadas de descritores (*Medical Subject Headings*), que representam os componentes do PICO, permitindo localizar as publicações que respondem às questões clínicas específicas formuladas. Ao localizarmos os descritores correspondentes à nossa questão estruturada, poderemos combiná-las por meio das palavras *OR*, *AND* ou *NOT*, conferindo à busca sensibilidade e especificidade maior ou menor:

- OR: seleciona trabalhos identificados com qualquer um dos descritores;
- AND: seleciona, obrigatoriamente, com a associação dos descritores;
- NOT: exclui descritores indesejados da busca.

A seleção dos estudos incluídos determina a conclusão da revisão sistemática. A seleção dos estudos para extração dos resultados pode ser dividida em duas partes principais:

REVISÕES SISTEMÁTICAS

Parte 1 – Leitura dos Títulos e Resumos

Os critérios de inclusão definidos no PICO serão verificados, de forma parcial, por meio da leitura do título e do resumo dos trabalhos recuperados. Além disso, o desenho de estudo deverá atender aos filtros metodológicos previamente escolhidos. A relação resultante terá os textos completos acessados para dar continuidade ao processo de seleção.

Parte 2 – Leitura e Avaliação Crítica dos Textos Completos

A avaliação crítica tem como objetivos:

- Classificar a evidência segundo o desenho de estudo da pesquisa;
- Submeter a evidência ao avaliador crítico apropriado, a fim de incluir os estudos de acordo com sua consistência;
- Submeter a evidência à análise para caracterizar-se a população estudada, a intervenção considerada, a comparação, os desfechos considerados e o método;
- Acessar e extrair os resultados dos estudos selecionados.

AVALIAÇÃO CRÍTICA

A análise crítica da evidência recuperada e selecionada tem como objetivo identificar os fatores de confusão (vieses) presentes nos estudos a serem utilizados na revisão sistemática. Na atualidade contamos com um número grande de instrumentos, que tem por base (não tem como ser diferente) os mesmos elementos, que variam na dependência da categoria da questão clínica a ser respondida (etiologia, diagnóstico, tratamento ou prognóstico) ou, genericamente falando, se o estudo é observacional ou experimental.

Em questões de etiologia ou prognóstico, na expectativa de que os critérios de seleção incluam, preferencialmente, estudos observacionais (caso-controle ou coorte observacional, respectivamente), recomenda-se a escala *New Castle Ottawa* (NOS), composta por 8 itens principais e que gradua o risco de viés do estudo pela sua pontuação, em: muito alto (0 a 3), alto (4 a 6), e baixo (7 a 9).[8]

Em questões de diagnóstico, na expectativa de que os critérios de seleção incluam, preferencialmente, estudos transversais, temos recomendado o instrumento Quality Assessment of Diagnostic Accuracy Studies (QUADAS-2), composto por 4 domínios (seleção do paciente, teste, padrão ouro, fluxo ou tempo), que são graduados individualmente, pelo risco de vieses, em baixo, alto ou indefinido.[9] Para a avaliação crítica dos estudos transversais, devemos, inicialmente, considerá-los em 3 fases distintas possíveis:[10]

- **Fase 1:** Aplicados em populações supostamente sadias, para definição de valores de normalidade (capacidade técnica do teste);
- **Fase 2:** Aplicados em populações sabidamente doentes e sadias, para cálculo de acurácia do teste;

- *Fase 3:* Aplicados a populações com suspeita diagnóstica, comparando teste e padrão ouro, para definição de probabilidade pós-teste.

Os estudos Fase 1 devem ser excluídos. Os transversais, Fase 2, só devem compor revisão sistemática na ausência de Fase 3. Prioritariamente, então, os estudos transversais Fase 3 serão analisados criticamente.

Em questões de tratamento, o esperado é que os critérios de seleção tenham sido estabelecidos na inclusão de ensaios clínicos randomizados, mas também podem ser incluídos estudos de coortes observacionais ou ensaios clínicos não randomizados. O risco de vieses desses estudos em tratamento pode levar em consideração o uso de dois instrumentos: o Robins I, em estudos coortes ou ensaio não randomizados, e o Rob 2, em ensaios clínicos controlados randomizados. O risco de vieses pode ser classificado em muito grave, grave ou não grave.

Os principais itens de risco a serem avaliados nos ensaios randomizados são: randomização, alocação vendada, duplo cegamento, cegamento do avaliador, perdas, características prognósticas, desfechos analisados, cálculo amostral, análise por intenção de tratamento, interrupção precoce e confundimento (*confounding*).

Já para os estudos comparativos de coortes observacionais e ensaios não randomizados, são 7 os itens principais de risco de vieses, podendo ser subgrupados em pré-intervenção, durante a intervenção e após a intervenção: *confounding*, seleção dos pacientes, classificação das intervenções, desvios das intervenções, perdas, desfechos e resultados.

O risco de vieses é um dos itens que faz parte de vários outros considerados no GRADE, ao avaliarmos a qualidade da evidência. Apesar de muitos utilizarem o graduador para a avaliação da qualidade de estudos individuais, seus elementos são apropriados para serem utilizados quando os dados de um ou mais estudos são metanalisados. Então, considerando essa premissa, a qualidade (nível de certeza) pode ser graduada em muito baixa, baixa, moderada ou elevada.

Então, da mesma forma que diferenciamos os itens no risco de vieses de acordo com os desenhos (observacionais ou experimentais), fazemos o mesmo na qualidade da evidência. Então, no caso de ensaios randomizados, os elementos são: risco de vieses, inconsistência, imprecisão, evidência indireta e viés de publicação. E, nos estudos observacionais, são acrescidos os elementos: magnitude do efeito, efeito dose resposta e controle do *confounding*.

EXPRESSÃO DE RESULTADOS

Nesta etapa, reforça-se novamente a ideia de considerarmos a melhor evidência disponível para cada questão, não incluindo desenhos de força de evidência distinta na mesma revisão. É necessário conhecimento sobre os desenhos. Aqui se entende, ainda, que as revisões sistemáticas podem versar sobre ensaios cínicos randomizados, estudos casos-controle, estudos de coortes, estudos transversais ou outros, uma vez que as questões só possam ser respondidas por esses desenhos.

Com relação aos componentes do PICO a serem analisados no resultado, por meio do *checklist*, pode-se, ainda, identificar estudos que, devido a diferenças nesses componentes, deverão ser excluídos da revisão ou deverão ser analisados separadamente como subgrupos do PICO. As populações consideradas devem caracterizar os pacientes de interesse na questão clínica e as características prognósticas nos estudos selecionados também devem ser semelhantes. As intervenções e comparações analisadas devem ser homogêneas, na base de inclusão dos estudos, com doses, periodicidade, duração, técnica e tecnologia empregada etc. semelhantes. Sua forma de aplicação nos pacientes também deve ser idêntica. Podemos e devemos considerar cada diferença em análise de subgrupos, se cabível e, se não, o estudo deverá ser excluído. Além disso, ensaios randomizados podem avaliar intervenções não disponíveis em nosso meio, que não fazem parte de nossas dúvidas. Aqui, por certo, há o componente mais importante a determinar inclusão ou não do estudo na análise.

Há forte pressão da literatura para se considerar desfechos não clínicos, intermediários, anatômicos, histopatológicos, fisiológicos, obtidos por questionários construídos para identificar esses desfechos ou por meio de instrumentos de mensuração variados ou sem aplicação clínica. Esses desfechos (*surrogate endpoints*) não devem ser considerados, pois não estão centrados no paciente, mas nas artérias, nos tumores ou nas substâncias, não traduzindo o desfecho clínico ao longo do tempo. Após o preenchimento do *check-list* para cada estudo individual selecionado, tem-se nas mãos estudos consistentes e centrados no PICO e agora o pesquisador está pronto para a extração dos resultados.

Os resultados dos estudos para análise devem permitir que uma tabela 2 × 2 seja construída. Assim sendo, devem estar expressos em dados absolutos. Estudos terapêuticos, etiológicos e prognósticos permitem o cálculo dos riscos absolutos dos grupos de intervenção ou exposição e dos grupos comparação ou não expostos e estudos diagnósticos permitem o cálculo das razões de verossimilhança positiva e negativa e da probabilidade pós-teste, a partir da sensibilidade e especificidade, todos com seus respectivos intervalos de confiança.

Muitos estudos expressam-se em *odds ratio* ou risco relativo ou em média, mas não permitem o cálculo dos riscos absolutos. É sabido que existem vários desvios nessa forma de expressão. Os estudos que utilizam a média como medida devem definir um ponto de corte, que separa benefício de não benefício ou mesmo dano.

Recomenda-se expressar resultados de desfechos categóricos de etiologia, tratamento e prognóstico em risco, calculado pela relação entre o número de eventos (desfechos) e o total de pacientes expostos, mas, obviamente, quando se comparam dois grupos utilizamos a diferença entre esses riscos, que expressa a diferença entre o número absoluto de pacientes que sofreram o desfecho. Consequentemente, as diferenças de risco alimentam o cálculo do número necessário para tratar (NNT) e/ou para produzir dano (NNH), que, grosseiramente falando, se trata do inverso das diferenças.

Já quando os desfechos são expressos por meio de variáveis contínuas, o propósito será utilizar as diferenças entre médias nos grupos comparados.

Em dúvidas diagnósticas, utiliza-se a sensibilidade e a especificidade para o cálculo das razões de verossimilhança positiva e negativa e, consequentemente, da probabilidade pós-teste, variando as probabilidades pré-teste.

ANÁLISE DE RESULTADOS

Neste ponto já foram incluídos estudos extremamente homogêneos, permitindo analisar segundo subgrupos do PICO, mas devem-se considerar alguns aspectos importantes da opção de combinarmos ou não os efeitos por meio da metanálise:

- Não é o objetivo da revisão sistemática, podendo ou não ser realizado;
- Podemos nos expressar com relação aos diferentes resultados dos estudos, sem calcular a média ponderada (metanálise), por meio: da variação ou ausência do efeito, quando houver concordância da presença ou ausência de benefício ou dano entre eles ou da incerteza do efeito, quando houver controvérsia entre os estudos;
- Se a opção for calcular a média ou o efeito médio de todos os estudos, então, antes, tem que se considerar alguns pontos fundamentais: o resultado da metanálise é, muitas vezes, contrariado pelo resultado posterior de grandes ensaios randomizados. A combinação de pequenos ensaios clínicos em uma metanálise pode produzir resultados mais favoráveis do que aqueles obtidos em grandes ensaios randomizados;
- A metanálise pode estimular o conceito de intervenções ou desfechos combinados, potencializando os desvios presentes nesse princípio;
- A metanálise será submetida a teste avaliando a heterogeneidade entre os estudos, que, comparativamente, é como se, em ECR, as características prognósticas entre os grupos comparados não fossem consideradas na base do estudo e, na análise dos resultados através de recursos estatísticos de ajuste, a combinação fosse garantida;
- A análise de sensibilidade que tenta explicar a heterogeneidade pode determinar a eliminação de estudos que foram considerados como incluídos, simplesmente porque comprometem os resultados da combinação dos efeitos;
- A heterogeneidade entre os estudos, explicada ou não, compromete a combinação dos efeitos.

Uma simples média aritmética dos efeitos pode produzir certo nível de engano, principalmente porque o peso (amostra e tamanho do efeito) de cada estudo não é considerado. Para combinarmos os efeitos, temos que definir qual o processo (método estatístico) de cálculo do peso das médias: modelo de efeitos fixos ou randômicos. A diferença entre os dois está em como cada um trata as variações dos resultados entre os estudos. No modelo de efeito fixo, considera- se que a variação é por chance e, se todos os estudos fossem grandes, eles forneceriam os mesmos resultados. No modelo randômico, considera-se que a variação depende de um efeito diferente inerente a cada estudo e que o ponto central (efeito médio) dessa distribuição é o foco da estimativa do efeito combinado. Em ambos os modelos, o efeito combinado só será diferente se os estudos forem heterogêneos.

O teste de heterogeneidade visa identificar genuínas diferenças entre os resultados, que pode depender, por exemplo, de doses, tempo de acompanhamento, qualidade do estudo e critérios de inclusão (nos quais deverá ser aplicada análise de sensibilidade). Há dois tipos principais de teste:

- Teste Cochran's Q - expresso em "p" significativo (heterogêneo);
- Teste I^2 - varia de 0 a 100% de heterogeneidade, sendo considerada heterogeneidade importante acima de 50%.

Há vários motivos para inconsistência nos resultados da metanálise:

- *Viés de seleção:* Relacionado com a escolha da publicação, que pode se limitar à língua inglesa, à citação ou à publicação múltipla;
- *Heterogeneidade verdadeira:* Relacionada com o tamanho do efeito, com o tamanho do estudo, a intensidade da intervenção ou o risco de base;
- *Irregularidade nos dados:* Desenho de estudo pobre em pequenos ensaios, análise inadequada, fraude;
- *Artificial:* Depende da escolha da medida de efeito ou do modelo estatístico escolhido.

Na presença de heterogeneidade, procure identificar os motivos pela variabilidade de efeito. Quanto mais cuidamos previamente da inclusão dos estudos, mais homogênea será a combinação dos efeitos. Para se entender a fonte da heterogeneidade, há necessidade de se aplicar análise de sensibilidade, em que se realiza a análise com e sem a eliminação, por exemplo, dos estudos nos quais a interrupção dos mesmos foi precoce, de acordo com o tamanho dos estudos ou de acordo com o modelo estatístico aplicado (fixo ou randômico). Há outro componente na heterogeneidade, o viés de publicação, que avalia a tendência de submeter e aceitar estudos com resultados estatisticamente significantes (positivos), que pode ser expresso através do *funnel plot*.[11,12]

SÍNTESE DA EVIDÊNCIA

As medidas de efeito a serem utilizadas na expressão do resultado, combinado ou não, devem seguir o mesmo princípio da extração do resultado, a saber, a redução do risco absoluto e NNT, para estudos terapêuticos, prognósticos ou etiológicos e a razão de verossimilhança negativa ou positiva, com a probabilidade pós-teste resultante, para estudos diagnósticos.

Finalmente, como se estabelece uma conclusão em uma revisão sistemática?

- Lembrando que o motivo pelo qual iniciamos a revisão foi de auxiliar o profissional na tomada de decisão frente a um paciente individual;
- Sempre estimando um benefício ou ausência de benefício ou dano originado na fidelidade dos efeitos analisados, combinados ou não;
- Nunca finalizando com a frase: "Nenhuma recomendação pode ser feita".

ENSINO

Processos de treinamento em revisão sistemática podem estar associados a muitos dos elementos fundamentais da prática baseada em evidência, que englobam os pré-requisitos para a execução das revisões sistemáticas.[13,14] Quais são os resultados estimados e mensuráveis de um processo de educação médica em revisão sistemática e metanálise?

O primeiro resultado é a aquisição do entendimento na construção da questão ou dúvida científica.[15,16] É necessário compreender que os estudos clínicos têm detalhes específicos para determinados pacientes, submetidos a intervenções ou portadores de indicadores prognósticos, que são comparados ou não a outras intervenções ou à ausência desses indicadores e que, finalmente, tem um propósito ou desfecho, que pode ser clinicamente relevante, como o risco da presença de um fator etiológico ou prognóstico, a acurácia diagnóstica ou, principalmente, a eficácia ou efetividade terapêutica.

Por isso, a importância da aquisição do conhecimento da elaboração da questão clínica, tutorado pela construção da pergunta estruturada por meio do acrônimo PICO, identificando-se qual é o paciente ou população alvo (P), qual a intervenção ou indicador de risco estudado (I), com a presença ou ausência de seu correspondente comparador (C) e qual o desfecho ou *outcome* analisado.

O segundo resultado,[17] indissociável do primeiro, pois está diretamente relacionado com os critérios de elegibilidade da revisão sistemática, é a obtenção da capacidade de se estimar qual é o melhor desenho de estudo para responder especificamente a cada questão estruturada, seja esta em etiologia, diagnóstico, tratamento ou prognóstico.

Então, para questões em etiologia, estima-se obter estudos de coorte observacionais ou caso-controle; em diagnóstico, estudos transversais; em tratamento, ensaios clínicos ou estudos coorte observacionais; e, em prognóstico, estudos de coorte observacionais. Além de se poder incluir previamente entre os critérios de elegibilidade, quais os desenhos a serem utilizados, esse conhecimento pode ser utilizado na inserção na estratégia de busca, em algumas das bases de informação científica consultadas, de filtros metodológicos específicos para cada pergunta estruturada.

O ganho de conhecimento também se estende à visualização, por meio do PICO, de que nem toda questão clínica poderá ser respondida por meio do desenho de pesquisa ideal, seja por questões éticas, de tempo para a ocorrência dos desfechos ou de baixa prevalência da doença, por falta de interesse em se aplicar recursos ou mesmo porque a pergunta e/ou a resposta são óbvias ou lógicas, não precisando ser estudadas.

O terceiro resultado a ser obtido e percebido em processo estruturado de educação em revisão sistemática[18] está relacionado com a habilidade de encontrar a evidência disponível, sem perdas relevantes, para responder à pergunta estruturada. Este resultado, além de obviamente importante para o revisor, facilitará a aquisição da evidência atual para a tomada de decisão médica no seu dia a dia. É claro que o desenvolvimento do acesso às bases de informação científica para a revisão sistemática será profundo e extenso, para maximizar a recuperação dos estudos que importam, sendo este específico para cada base consultada.

Infelizmente, quando se fala em revisão sistemática ou em prática baseada em evidência, é feita uma associação direta à busca da evidência, como o passo ou a habilidade mais importante, mas se sabe que o uso sistemático, constante e diário da construção de estratégias de busca, bem como do acesso às bases de informação científica, confere ao estudante e ao profissional da saúde uma habilidade tácita e instintiva, que está longe de ser o resultado mais importante do processo de treinamento em revisão sistemática.

A importância desse aprendizado para a prática clínica diária é o grande motivo pelo qual ele não pode e não deve ser delegado exclusivamente a profissionais não relacionados com a área. Além disso, os progressos na tecnologia de informação certamente tornarão, em futuro próximo, a busca da evidência associada a perguntas estruturadas e bem construídas, um processo ainda mais linear, fácil e específico.

O quarto,[19-21] e talvez um dos mais importantes resultados deste aprendizado, é o de avaliar criticamente a evidência recuperada e selecionada pelos critérios de inclusão e exclusão. Estima-se que apenas 2,5% da evidência publicada possam ser utilizados em decisões médicas consistentes, com pequeno nível de incerteza. Na avaliação crítica, inicialmente, os principais elementos e instrumentos de estimativa do risco de vieses serão dominados.

O domínio dos instrumentos implica o domínio dos elementos de qualidade, com redução no risco de vieses, que essas publicações podem ou não apresentar, o que confere às mesmas um nível maior ou menor de confiança ou certeza, ou seja, sua força para sustentar as conclusões da revisão sistemática e consequente de sua utilidade ou aproveitamento nas tomadas de decisões na prática.

Criticar é identificar as limitações inerentes à própria questão, ao desenho de estudo utilizado, à presença de vieses, mas também é refletir sobre o nível de incerteza a ser tolerado, frente às necessidades, à realidade, às opções, ao tamanho do efeito, de benefício ou dano, estimado, à precisão desse efeito, o que nos remete ao quinto e sexto elemento do resultado: a qualidade da evidência e as medidas dos desfechos considerados.

Ao longo desses 30 anos de medicina baseada em evidência existem e existiram várias tentativas de se graduar a qualidade da evidência, como formas de expressar componentes objetivos e subjetivos.

Objetivo é o componente relacionado com a presença dos vieses nos estudos (p. ex., avaliados pelos instrumentos de avaliação crítica), os desfechos considerados (p. ex., clínicos ou intermediários), os seus resultados (p. ex., a magnitude e a precisão) e sua forma de expressão (p. ex., com e sem metanálise).

Mas o componente subjetivo é aquele originado em fatores que dependem, fundamentalmente, da intimidade que o grupo tem com a prática da medicina baseada em evidência e de sua realidade ética, científica e assistencial e, objetivamente, o componente subjetivo é aquele relacionado com a aplicabilidade da evidência. Existem dois grupos principais de graduadores de força da evidência: Oxford e GRADE.[22,23]

Atualmente, ambos os graduadores consideram os componentes objetivos e subjetivos na sua avaliação da força da evidência. Qual utilizar? Não importa. O importante é que a educação, ao médico e profissionais de saúde, seja baseada na compreensão e consideração dos elementos que importam: a validade interna e a validade externa da evidência, que culminam com o nível de tolerância que o grupo assistencial tem sobre o grau de incerteza a ser assumido. Em relação a este último elemento citado, ainda temos as medidas de expressão dos resultados dos desfechos, com suas respectivas magnitude e precisão: o sexto resultado educacional.

Conhecer as medidas utilizadas para expressar os resultados de determinado desfecho tem como princípio fundamental: "o médico não faz diagnóstico ou cura, mas reduz a probabilidade de o paciente não ser diagnosticado ou não ser curado". Assim, tendo por base a imprecisão e a incerteza do fenômeno biológico e a impotência e falibilidade do médico, constrói-se o que é magnitude e precisão em etiologia, diagnóstico, tratamento e prognóstico.

Basicamente, em magnitude, o ganho educacional está presente em se lidar com o cálculo do risco dos grupos de pacientes expostos e não expostos ou que receberam a intervenção e a comparação e as suas diferenças de risco (magnitude), expressas pela redução (redução do risco absoluto – RRA) ou aumento (aumento do risco absoluto – ARA) e, no caso de, em havendo intervenção, o cálculo do número necessário para tratar (NNT) ou para produzir dano (NNH). As variáveis contínuas, como a média e mediana, também serão abordadas, por meio do conceito de diferença entre médias e a importância do desvio ou erro padrão.[24-26] Já em relação aos resultados diagnósticos, o entendimento começa na admissão da existência constante do falso positivo e do falso negativo em quase todos os nossos diagnósticos, o que torna a probabilidade pós-teste (probabilidade de estarmos certos ou errados), associada ao conhecimento prévio da probabilidade pré-teste (prevalência da doença em nosso meio), as medidas mais importantes em diagnóstico. Haverá compreensão de que a sensibilidade, especificidade e acurácia são medidas sem significado clínico isolado, sendo intermediárias para o cálculo das probabilidades.[27]

Os resultados em relação ao aprendizado da precisão resumem-se à minimização da importância da significância estatística (p), que apenas traduz a opção que sempre tivemos, temos e teremos de assumir o nível de incerteza que desejamos em nossas conclusões e decisões. Também à valorização do intervalo de confiança como a medida de precisão, pois esta traduz claramente a magnitude da precisão e, consequentemente, da variação de efeito ou resposta que devemos esperar quando assumimos uma conduta estudada ou testada.[28]

Finalmente, dentro da estimativa de magnitude e precisão, a metanálise é o último conceito a ser adquirido, que será facilmente aplicado se todos os demais resultados prévios, de aprendizado, forem apropriadamente considerados. Aqui, a diferença entre o que podemos, mas não devemos combinar, será estabelecida, como também o aprofundamento sobre vieses, heterogeneidade e efeito global (variáveis contínuas ou categóricas). Novamente, a questão do *software* a ser utilizado será o menor problema como resultado, uma vez que o cálculo das medidas tenha sido devidamente aprendido.[29,30]

O sétimo e último resultado, principal, estimado, é a tradução dos resultados da revisão para uma linguagem clara, prática e compreensível. Atualmente, investe-se muito tempo em processos reflexivos e educacionais de tradução da pesquisa para a prática médica.[31-33] Porque essa aparente questão, a ser obtida diretamente no final das demais etapas, merece grande atenção? Simplesmente porque o leitor deve aderir aos resultados da revisão sistemática e, para isso, precisa compreender e confiar nesses resultados.

Depois de abordar superficialmente estes sete prováveis resultados do modelo de educação em revisão sistemática e metanálise, pode-se estar sentindo falta das questões relacionadas com a divulgação, a pós-graduação e a implementação desse material produzido.

Certamente, os produtos são o testemunho de que todos esses ganhos foram obtidos, mas não são o fim, apenas consequência e registro. Testemunhar que houve aquisição dos conhecimentos necessários é, por exemplo, publicar em revistas cujo *peer review* funciona como um "validador" da qualidade obtida com a revisão, e a publicação atua como um importante meio de disseminação do conhecimento gerado. É, ainda, levar o revisor a um passo maior em sua carreira acadêmica, através do mestrado ou doutorado, que conferem o reconhecimento da importância do trabalho no ambiente de ensino médico.

Mas o maior sinal de que o processo de educar atingiu seu ápice é quando o grupo envolvido diretamente na revisão, mas também seus pares, adotam as condutas, com o entendimento de suas limitações, em seu meio, produzindo mudanças, mas adquirindo homogeneidade e parametrização nas condutas tomadas no cuidado a seus pacientes. Obviamente essas condutas podem ser registradas e divulgadas por meio de protocolos ou diretrizes clínicas, o que também valida clinicamente o produto.

A educação médica em medicina baseada em evidências e no desenvolvimento de revisões sistemáticas, por toda sua história, seus conceitos firmados, os métodos desenvolvidos e o impacto mundial medido, deve fazer parte da agenda acadêmica, trazendo consigo mudanças, que certamente aumentam o benefício e reduzem o dano no cuidado aos pacientes.

CONCLUSÃO

O método e o propósito da revisão sistemática, certa e originalmente, sempre foram centrados no paciente, seja adiantando conclusões pela metanálise, seja expondo a fraqueza da evidência disponível na atualidade para sustentar práticas médicas convencionais em uso.

O conteúdo da revisão sistemática obviamente depende da produção científica primária produzida em cada tema de interesse e esta é uma das maiores limitações e barreiras para a geração de revisões sistemáticas de alta qualidade, de relevância para a prática clínica e, sobretudo, que finalizem de modo conclusivo e definitivo, as respostas para a dúvida clínica.

Os autores da revisão sistemática não são os responsáveis pelas limitações da evidência científica produzida, mas são os responsáveis pelas possíveis distorções induzidas pelas conclusões veiculadas em sua publicação, que podem, também, induzir a tomada de decisão imprópria, por falta de transparência, qualidade, precisão ou estimativa de efeito, que são os protetores científicos dos pacientes.

REFERÊNCIAS BIBLIOGRÁFICAS

1. Cook DJ, Mulrow CD, Haynes RB. Systematic reviews: synthesis of best evidence for clinical decisions. Ann Intern Med. 1997;126:376-80.
2. McKenzie JE, Salanti G, Lewis SC, Altman DG. Meta-analysis and The Cochrane Collaboration: 20 years of the Cochrane Statistical Methods Group. Syst Rev. 2013;2:80.
3. Chandler J, Hopewell S. Cochrane methods--twenty years' experience in developing systematic review methods. Syst Rev. 2013;2:76.

4. Oxman AD. Checklists for review articles. BMJ. 1994; 309(6955):648-51.
5. Liberati A, Altman DG, Tetzlaff J, Mulrow C, Gøtzsche PC, Ioannidis JP, et al. The PRISMA statement for reporting systematic reviews and meta-analyses of studies that evaluate health care interventions: explanation and elaboration. PLoS Med. 2009;6(7):e1000100.
6. Moher D, Cook DJ, Eastwood S, Olkin I, Rennie D, Stroup DF. Improving the quality of reports of meta-analyses of randomised controlled trials: the QUOROM statement. Quality of Reporting of Meta-analyses. Lancet. 1999;354:1896-900.
7. Davies S. The importance of PROSPERO to the National Institute for Health Research. Syst Rev. 2012;1:5.
8. The Newcastle-Ottawa Scale (NOS) for Assessing the Quality of Nonrandomized Studies in Meta-Analysis. Disponível em URL: http.www.iri.ca
9. Whiting PF, Rutjes AW, Westwood ME, Mallett S, Deeks JJ, Reitsma JB, et al. QUADAS-2: a revised tool for the quality assessment of diagnostic accuracy studies. Ann Intern Med. 2011;155:529-36.
10. Bernardo WM. Prática clínica baseada em evidência. Rio de Janeiro: Elsevier; 2006.
11. Lau J, Ioannidis JP, Schmid CH. Quantitative synthesis in systematic reviews. Ann Intern Med. 1997;127:820-6.
12. Higgins JP, Thompson SG, Deeks JJ, Altman DG. Measuring inconsistency in meta-analyses. BMJ. 2003;327:557-60.
13. Davies P. The Relevance of systematic reviews to educational policy and practice. Oxford Review of Education. Special Issue on 'The Relevance of Educational Research'. June 2000. https://www.jiscmail.ac.uk/cgibin/filearea. cgi?a=get&LMGT1=BEME&f=/oxreview.htm
14. Tranfield D, Denyer D, Smart P. Towards a methodology for developing evidence-informed management knowledge by means of systematic review. Br J Management. 2003;14:207-22.
15. Evidence-Based Medicine Working Group. Evidence-based medicine. A new approach to teaching the practice of medicine. JAMA. 1992;268:2420-5.
16. Richardson WS, Wilson MC, Nishikawa J, Hayward RS. The well-built clinical question: a key to evidence-based decisions. ACP J Club. 1995;123:A12-3.
17. Greenhalgh T. How to read a paper. Getting your bearings (deciding what the paper is about). BMJ. 1997;315:243-6.
18. Lefebvre C, Glanville J, Wieland LS, Coles B, Weightman AL. Methodological developments in searching for studies for systematic reviews: past, present and future? Syst Rev. 2013;2:78.
19. Horsley T, Hyde C, Santesso N, Parkes J, Milne R, Stewart R. Teaching critical appraisal skills in healthcare settings. Cochrane Database Syst Rev. 2011;(11):CD001270.
20. Harewood GC, Hendrick LM. Prospective, controlled assessment of the impact of formal evidence-based medicine teaching workshop on ability to appraise the medical literature. Irish J Med Sci. 2010;179:91-4.
21. Greenhalgh T, Herxheimer A. Towards a broader agenda for training in critical appraisal. J Royal Coll Phys (London). 1999;33:36-8.
22. Levels of Evidence and Grades of Recommendations - Oxford Centre for Evidence-Based Medicine. Disponível em URL: http://cebm.jr2.ox.ac.uk/docs/old_levels.html.

23. Guyatt G, Gutterman D, Baumann MH, Addrizzo-Harris D, Hylek EM, Phillips B, et al. Grading strength of recommendations and quality of evidence in clinical guidelines: report from an american college of chest physicians task force. Chest. 2006;129:174-81.
24. Guyatt GH, Oxman AD, Santesso N, Helfand M, Vist G, Kunz R, et al. GRADE guidelines: 12. Preparing summary of findings tables-binary outcomes. J Clin Epidemiol. 2013;66:158-72.
25. Guyatt GH, Thorlund K, Oxman AD, Walter SD, Patrick D, Furukawa TA, et al. GRADE guidelines: 13. Preparing summary of findings tables and evidence profiles-continuous outcomes. J Clin Epidemiol. 2013;66:173-83.
26. Barratt A, Wyer PC, Hatala R, McGinn T, Dans AL, Keitz S, et al, Evidence-Based Medicine Teaching Tips Working Group. Tips for learners of evidence-based medicine: 1. Relative risk reduction, absolute risk reduction and number needed to treat. CMAJ. 2004;171: 353-8.
27. McGee S. Simplifying likelihood ratios. J Gen Intern Med. 2002;17:646-9.
28. Guyatt G, Oxman AD, Sultan S, Brozek J, Glasziou P, Alonso-Coello P, et al. GRADE guidelines: 11. Making an overall rating of confidence in effect estimates for a single outcome and for all outcomes. J Clin Epidemiol. 2013;66:151-7.
29. Guyatt GH, Oxman AD, Montori V, Vist G, Kunz R, Brozek J, et al. GRADE guidelines: 5. Rating the quality of evidence--publication bias. J Clin Epidemiol. 2011;64:1277-82.
30. Guyatt GH, Oxman AD, Kunz R, Woodcock J, Brozek J, Helfand M, et al. GRADE guidelines: 7. Rating the quality of evidence--inconsistency. J Clin Epidemiol. 2011;64:1294-302.
31. Byers JF, Beaudin CL. Critical appraisal tools facilitate the work of the quality professional. J Healthcare Quality. 2001;23:35-8,40-33.
32. Bellolio MF, Stead LG. Evidence-based emergency medicine/systematic review abstract. Continuing education meetings and workshops: effects on professional practice and health care outcomes. Ann Emerg Med. 2009;53:685-7.
33. Bero LA, Grilli R, Grimshaw JM, Harvey E, Oxman AD, Thomson MA. Closing the gap between research and practice: an overview of systematic reviews of interventions to promote the implementation of research findings. The Cochrane Effective Practice and Organization of Care Review Group. BMJ. 1998;317(7156):465-8.

FAÇA UMA APRESENTAÇÃO MEMORÁVEL

CAPÍTULO 14

Mario Augusto Ferrari de Castro

INTRODUÇÃO

Bem-vindo, caro leitor, ao capítulo que vai transformar suas aulas em experiências inesquecíveis para seus alunos! Neste capítulo vamos desvendar os segredos de uma apresentação memorável no ensino superior. Não se preocupe, não vamos afundar em conceitos acadêmicos complexos. Vamos aprender algumas dicas, abordando as principais áreas que compõem uma boa apresentação.

Determinar os objetivos de aprendizado é o primeiro passo para uma aula impactante. Utilizaremos a taxonomia de Bloom como nossa bússola, guiando-nos desde a base do conhecimento até os picos da avaliação e criação. É como construir um mapa para guiar seus alunos por meio de uma jornada educacional significativa.[1]

Criar seu plano de aula é a próxima etapa e é aqui que as coisas começam a ganhar forma. Tema, importância, tempo, público, objetivos e um roteiro de aula bem estruturado são os ingredientes-chave. Vamos transformar sua aula em um processo estruturado, em que cada componente desempenha um papel crucial na narrativa educacional que você está prestes a apresentar.

A voz, expressões faciais e gestos formam a tríade mágica que conecta você ao seu público. Descubra como aprimorar suas habilidades de comunicação para manter a atenção e transmitir suas ideias com clareza e paixão.

Por fim, descubra os segredos para reter a atenção do público. Desde contar histórias até envolver os alunos em discussões, aqui você encontrará as estratégias que transformarão suas aulas de momentos comuns a experiências de ensino.

Preparado para transformar suas aulas em eventos inesquecíveis? Vamos começar a criar apresentações que inspiram uma busca contínua pelo conhecimento.

DETERMINANDO OS OBJETIVOS DE APRENDIZADO

"Alice perguntou: Gato Cheshire... pode me dizer qual o caminho que eu devo tomar? Isso depende muito do lugar para onde você quer ir – disse o Gato. Eu não sei para onde ir! – disse Alice. Se você não sabe para onde ir, qualquer caminho serve." (Alice no País das Maravilhas, Lewis Carroll)[2]

Ao embarcar na jornada de criar uma apresentação memorável no contexto do ensino superior, é imperativo começar pelo alicerce essencial: a determinação dos objetivos do aprendizado. Este capítulo explora a importância fundamental de estabelecer metas claras e mensuráveis para garantir que sua apresentação não apenas cative a audiência, mas também promova um ambiente de aprendizado significativo.

Os objetivos do aprendizado fornecem a estrutura para o *design* de uma apresentação eficaz. Eles não apenas orientam o desenvolvimento do conteúdo, mas também servem como um guia para avaliação, permitindo que tanto os apresentadores quanto os participantes avaliem o sucesso da experiência de aprendizado.

Utilizar a estrutura SMART (*Specific, Measurable, Achievable, Relevant, Time-bound*) é uma abordagem valiosa para assegurar que seus objetivos sejam tangíveis e realizáveis.[3]

- **Especificidade:** Objetivos específicos delineiam claramente o que se espera alcançar. Ao criar uma apresentação, pergunte a si mesmo: "O que os participantes deveriam saber ou ser capazes de fazer após a conclusão?";
- **Mensurabilidade:** A mensurabilidade é essencial para avaliar o sucesso. Defina critérios que permitam a avaliação objetiva do alcance dos objetivos. Isso não apenas facilita a avaliação pós-evento, mas também oferece aos participantes um senso de realização;
- **Tangibilidade:** Objetivos atingíveis são desafiadores, mas realistas. Considere os recursos disponíveis e o tempo necessário para garantir que os objetivos propostos estejam ao alcance dos participantes;
- **Relevância:** Os objetivos devem ser significativos para os participantes, conectando-se aos seus interesses e metas educacionais. A relevância impulsiona o engajamento e a aplicação prática do conhecimento;
- **Temporalidade:** Estabelecer um prazo para alcançar os objetivos cria um senso de urgência e ajuda na organização do conteúdo. Determine marcos temporais realistas que guiem o desenvolvimento e a apresentação.

Exemplo de um objetivo de aprendizagem: **"Ao final dessa apresentação vocês estarão aptos a criar um mapa mental com os 10 pontos mais importantes para uma publicação científica"**

- *Especificidade:* Criar um mapa mental sobre publicação científica;
- *Mensurabilidade:* 10 pontos;

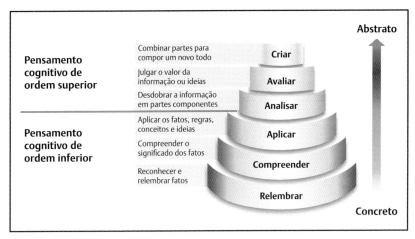

Fig. 14-1. Taxonomia de BLOOM revisada.

- *Tangibilidade:* O objetivo é realista;
- *Relevância:* Publicação científica é um ponto relevante para o estudante;
- *Temporalidade:* Ao final dessa apresentação.

A utilização de taxonomias educacionais, como a taxonomia de Bloom, pode aprimorar a elaboração de objetivos do aprendizado.[1]

Classificando objetivos em categorias como recordação, compreensão, aplicação, análise, avaliação e criação, os apresentadores podem criar uma experiência de aprendizado abrangente (Fig. 14-1).[4]

Os níveis inferiores da pirâmide referem-se aos pensamentos cognitivos de ordem inferior, mais concretos, demandando menos dos alunos. Por outro lado, os níveis superiores caracterizam-se como pensamentos cognitivos de ordem superior, mais abstratos e, consequentemente, exigem mais do estudante.

Em cada nível da pirâmide de BLOOM podemos sugerir vários verbos que podem ser usados na definição dos objetivos (Quadro 14-1).

Determinar os objetivos do aprendizado é um passo fundamental na criação de uma apresentação no contexto do ensino superior. Ao adotar uma abordagem deliberada e centrada no aluno, os apresentadores podem não apenas cativar suas audiências, mas também contribuir de maneira significativa para o desenvolvimento acadêmico e profissional dos participantes. A seguir, exploraremos a importância da conexão emocional e da narrativa envolvente na criação de apresentações que ressoam profundamente.

Quadro 14-1. Verbos a serem utilizados em cada nível da taxonomia de BLOOM revisada (Anderson, 2001)[4]

Relembrar	Compreender	Aplicar	Analisar	Avaliar	Criar
Listar	Esquematizar	Utilizar	Resolver	Defender	Elaborar
Memorizar	Relacionar	Implementar	Categorizar	Delimitar	Desenhar
Reconhecer	Explicar	Modificar	Diferenciar	Estimar	Produzir
Identificar	Demonstrar	Experimentar	Comparar	Selecionar	Prototipar
Localizar	Parafrasear	Calcular	Explicar	Justificar	Traçar
Descrever	Associar	Demonstrar	Integrar	Comparar	Idear
Citar	Converter	Classificar	Investigar	Explicar	Inventar

CRIANDO SEU PLANO DE AULA

O planejamento de aulas é uma peça fundamental para o sucesso de qualquer apresentação no ensino superior. Um plano de aula bem estruturado não apenas fornece uma direção clara para o instrutor, mas também cria um ambiente propício para o engajamento dos alunos. Neste capítulo, exploraremos os elementos essenciais na criação de um plano de aula eficaz que não só instrua, mas também inspire e envolva os estudantes.

Tema

A escolha do tema da aula é um dos passos cruciais na elaboração de um plano de aula eficaz. Este deve ser um processo deliberado, considerando tanto os objetivos de aprendizagem quanto o interesse dos alunos. Ao selecionar o tema, o professor deve se perguntar: Qual é a relevância desse tópico para a disciplina em questão? Como ele se conecta com o cotidiano dos estudantes? Qual a aplicação prática desse tópico? A escolha cuidadosa do tema não apenas cativa a atenção dos alunos, mas também estabelece uma base sólida para o aprendizado. Em várias instituições de ensino superior, os temas a serem apresentados são previamente determinados pela coordenação de curso.

Lembre-se de que, diferentemente das crianças, os adultos aprendem quando conseguem perceber a importância do que está sendo apresentado.[5] Dessa forma, ao apresentar a importância do assunto, o professor deve destacar como o tema se insere no contexto mais amplo do curso e da área de estudo. Isso ajuda os alunos a entenderem a relevância do conhecimento que estão prestes a adquirir. Além disso, a apresentação da importância do assunto pode despertar a curiosidade dos alunos, motivando-os a se envolverem mais profundamente no processo de aprendizagem.

Tempo

O tempo é um recurso precioso em qualquer aula. Portanto, é fundamental planejar adequadamente quanto tempo será dedicado a cada seção da apresentação. Considerações práticas, como o tempo total disponível para a aula, intervalos, atividades práticas, discussões, avaliação e *feedback* devem ser equilibradas com a necessidade de oferecer uma compreensão abrangente do tema. Para que a atenção dos alunos continue constante, o ideal são pausas curtas a cada 25 minutos e intervalos a cada 50 minutos.

Público

Conhecer o ouvinte é essencial para adaptar a apresentação no nível de conhecimento e interesse dos alunos. Por exemplo, ao ensinar um curso introdutório, espera-se que os alunos possuam menos conhecimento prévio sobre o assunto em comparação com um curso avançado. Um dos pontos mais importantes para o aprendizado é o resgate da experiência pregressa de cada participante. Dessa forma, é imprescindível saber o histórico daquele aluno sobre determinado assunto.

A consideração das características do público também inclui fatores como faixa etária, formação, nível sociocultural, experiências prévias de aprendizado e motivações individuais.

Ao desenvolver um plano de aula, os educadores têm a oportunidade única de criar uma experiência de aprendizado personalizada que atenda às necessidades específicas dos alunos. A personalização do ensino na sala de aula não é apenas uma tendência moderna, mas também uma abordagem pedagógica fundamentada em teorias educacionais que reconhecem a diversidade de estilos de aprendizado e habilidades entre os estudantes.[6]

Roteiro de Aula

O roteiro de aula é a espinha dorsal da apresentação. Ele deve seguir uma ordem lógica, indo do fácil para o difícil, do simples para o complexo, do concreto para o abstrato e do geral para o específico. Podemos utilizar uma regra mnemônica: KISS (*Keep It Simple and Safe*), que significa "Mantenha Simples e Seguro". Quanto mais simples for a forma de transmitir um conteúdo, melhor ele será absorvido (Fig. 14-2).

O roteiro de aula deve incluir uma introdução envolvente, o desenvolvimento estruturado do conteúdo, atividades interativas e uma conclusão que reforce os principais pontos. Uma estrutura típica pode incluir:

1. Introdução:
   - Apresentação do tema e sua importância;
   - Estabelecimento dos objetivos de aprendizagem.

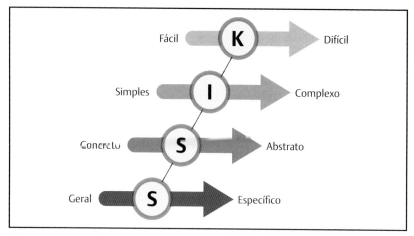

Fig. 14-2. Esquema de orientação para o roteiro de aula.

2. Desenvolvimento:
   - Explicação dos conceitos fundamentais;
   - Demonstrações práticas e exemplos;
   - Atividades interativas para a aplicação do conhecimento.
3. Conclusão:
   - Recapitulação dos pontos-chave;
   - Relacionamento do conteúdo com o contexto mais amplo;
   - Incentivo à continuação do aprendizado fora da sala de aula.
4. Avaliação:
   - Verificação da compreensão por meio de perguntas, discussões ou atividades;
   - *Feedback* construtivo.

Ao criar o roteiro, é fundamental manter uma narrativa coerente e garantir que cada parte contribua para os objetivos de aprendizagem estabelecidos.

DEFININDO O MÉTODO DE ENSINO

Ao planejar uma apresentação memorável, a escolha do método de ensino desempenha um papel crucial. A forma como a informação é apresentada e assimilada pode determinar o engajamento dos alunos e a retenção do conhecimento.

A pirâmide do aprendizado é uma estrutura conceitual que tem sido utilizada para representar a eficácia de diferentes métodos de ensino na retenção de informações pelos alunos. Embora a origem exata seja incerta e existam variações em sua representação, ela é frequentemente atribuída ao educador

FAÇA UMA APRESENTAÇÃO MEMORÁVEL 171

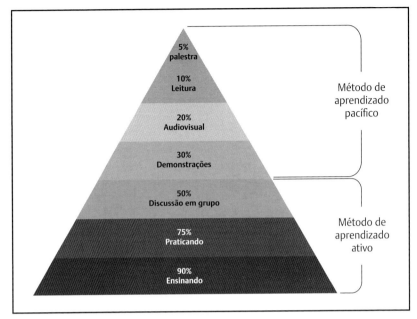

Fig. 14-3. A pirâmide de aprendizado.

americano Edgar Dale. A ideia central é que diferentes formas de aprendizado têm diferentes taxas de retenção, e a pirâmide serve como um guia visual para entender essas proporções (Fig. 14-3).[7]

A teoria da pirâmide da aprendizagem estimulou o desenvolvimento de novas pesquisas para aprimorar as metodologias ativas nas instituições de ensino. Hoje as instituições de ensino superior têm ao seu alcance muitas formas de alavancar o aprendizado e oferecer meios para que o aluno aprenda.

Diversas metodologias ativas têm ganhado destaque no ensino superior, proporcionando não apenas uma abordagem inovadora, mas também promovendo uma aprendizagem mais significativa. Elas promovem a autonomia, a colaboração e o pensamento crítico, habilidades essenciais aos desafios do século XXI. Além disso, essas abordagens refletem a diversidade de estilos de aprendizado, permitindo que os alunos encontrem métodos que se alinhem melhor com suas preferências individuais.[8]

Em um cenário educacional em constante evolução, a escolha cuidadosa e a combinação adequada dessas metodologias podem criar experiências de aprendizado mais dinâmicas.

A seguir veremos alguns exemplos de metodologias ativas:
- *Aprendizagem baseada em problemas (PBL):* O PBL é uma metodologia que coloca os estudantes no centro do processo de aprendizagem, apresentando-lhes problemas ou projetos do mundo real. Os alunos, em grupos, são desafiados a buscar soluções, incentivando a aplicação prática do conhecimento. Por exemplo, em um curso de Medicina, os alunos podem avaliar um caso clínico no qual o paciente apresenta alguns sintomas e a partir desse ponto determinar a hipótese diagnóstica, tratamento e prevenção de determinada doença;
- *Aprendizagem baseada em equipes (TBL):* A TBL é uma metodologia que combina o aprendizado individual com o trabalho em equipe. Os alunos são responsáveis por estudar o conteúdo antes da aula e, em seguida, aplicam esse conhecimento em atividades práticas durante as sessões. Isso promove a responsabilidade individual e o trabalho colaborativo, habilidades essenciais no ambiente profissional;
- *Aula invertida:* Na aula invertida, os alunos têm acesso ao material didático antes da aula e usam o tempo presencial para discussões, atividades práticas e esclarecimento de dúvidas. Essa abordagem permite que os alunos avancem no seu próprio ritmo e aproveitem ao máximo as interações em sala de aula. Por exemplo, em um curso de Enfermagem, os alunos podem assistir a vídeos sobre conceitos-chave antes da aula e, durante a aula, participar de simulações no atendimento do paciente;
- *Gamificação:* A integração de elementos de jogos no processo de aprendizagem, conhecida como gamificação, visa tornar o aprendizado mais envolvente e motivador. Pode envolver o uso de placares, recompensas virtuais e desafios. Por exemplo, em um curso de Fisioterapia, os alunos podem participar de um jogo de simulação para explorar o atendimento aos pacientes e tomar decisões que influenciem no resultado do tratamento;
- *Aprendizado em pares:* A metodologia de aprendizado em pares incentiva a colaboração entre os alunos. Eles trabalham juntos para resolver problemas, discutir conceitos e ensinar uns aos outros. Em um curso de Biomedicina, por exemplo, os alunos podem ser parceiros para analisar e discutir os procedimentos de segurança em um laboratório, promovendo uma compreensão mais profunda do conteúdo;
- *Aprendizado por estações:* Esta abordagem envolve a rotação dos alunos por estações de aprendizado, cada uma focada em uma atividade ou tópico específico. Por exemplo, em um curso de Microbiologia, as estações podem incluir microscopia, experimentos práticos e análise de dados. Isso proporciona uma variedade de experiências e mantém os alunos envolvidos.

COMUNICAÇÕES ORAIS

As comunicações orais desempenham papel fundamental no ambiente acadêmico e a habilidade de fazer apresentações memoráveis é uma competência crucial para profissionais no ensino superior. Vamos desenvolver e aprimorar suas habilidades de comunicação oral, abordando aspectos cruciais, desde a preparação até a execução eficaz de suas apresentações.

Preparação para Falar

Antes de subir ao púlpito ou à frente da sala de aula, a preparação meticulosa é a chave para o sucesso. Reveja e ensaie seu plano de aula. A seguir estão alguns pontos essenciais que você deve considerar:

1. *Relembre seus objetivos:* Antes de começar a preparação, certifique-se de ter uma compreensão clara dos objetivos da sua apresentação. O que você espera que os alunos aprendam ou compreendam após a sua aula/palestra?
2. *Organize o conteúdo:* Estruture seu conteúdo de forma lógica e coerente. Utilize uma introdução cativante, desenvolva os pontos principais e conclua com um resumo ou conclusões relevantes;
3. *Verifique a sequência lógica no seu roteiro:* Garanta que a sequência de tópicos faça sentido e que haja uma transição suave entre cada seção da apresentação;
4. *Incorpore atividades interativas:* Integre elementos interativos, como perguntas, discussões em grupo ou demonstrações práticas, para manter o engajamento dos alunos;
5. *Ajuste o tempo:* Certifique-se de que o tempo alocado para cada seção seja apropriado, evitando pressa ou prolongamento excessivo. Faça ensaios cronometrados para garantir que você não ultrapasse o tempo designado.

Prepare sua Apresentação

1. *Utilize recursos visuais eficientes:* Diapositivos, gráficos e vídeos podem aprimorar sua apresentação. Certifique-se de que são relevantes, claros e não sobrecarregam os espectadores com informações desnecessárias;
2. *Adapte-se à audiência:* Conheça sua audiência e adapte seu discurso no nível de compreensão e interesse dos alunos. Isso cria uma conexão mais forte entre você e a classe;
3. *Treine a entonação e velocidade da fala:* Pratique a modulação da voz, ajustando a entonação e a velocidade para manter a atenção dos alunos.

Chegue Cedo

1. *Familiarize-se com o ambiente:* Chegue cedo para se familiarizar com o ambiente e os equipamentos audiovisuais disponíveis;
2. *Teste equipamentos:* Certifique-se de que todos os equipamentos, como projetores e microfones, estão funcionando corretamente;

3. *Interaja com os alunos:* aproveite o tempo antes da apresentação para interagir informalmente com os alunos. Isso ajuda a criar um ambiente mais amigável e facilita a participação durante a apresentação.

Dicas de como Falar em Público

Falar em público é uma habilidade essencial no mundo acadêmico e profissional. A capacidade de comunicar efetivamente suas ideias para uma audiência é fundamental para o sucesso em diversas áreas da vida, especialmente no ensino superior. Veja a seguir algumas dicas de como falar em público.

1. *Controle a ansiedade:* Respire profundamente para controlar a ansiedade. Pratique técnicas de relaxamento para garantir uma apresentação mais tranquila;
2. *Mantenha contato visual:* Estabeleça contato visual com os alunos para criar uma conexão mais forte e transmitir confiança;
3. *Utilize a linguagem corporal:* A linguagem corporal eficaz pode reforçar sua mensagem. Evite gestos nervosos e mantenha uma postura ereta e confiante;
4. *Varie a entonação:* Evite um tom monótono. Varie a entonação para manter o interesse dos alunos ao longo da apresentação;
5. *Esteja aberto a perguntas:* Incentive a participação dos alunos, esteja aberto a perguntas e responda de maneira construtiva.

Lembre-se, uma apresentação vai além do conteúdo; envolve a forma como você transmite informações e interage com sua audiência. Com a prática diligente dessas diretrizes, você estará no caminho para se tornar um comunicador oral eficaz e impactante no ambiente acadêmico.

O mais importante de tudo: sorria e divirta-se!

USANDO SUAS FERRAMENTAS

As apresentações no ensino superior requerem, além de um conteúdo substancial, uma comunicação eficaz. O papel crucial desempenhado pela maneira como se utiliza a voz, os olhos e o corpo, vai além do mero repasse de informações, sendo fundamental para envolver e impactar o público.

Voz

A voz, quando utilizada de forma eficaz, pode transformar uma apresentação comum em uma experiência impactante para os alunos.

A voz é mais do que apenas um meio de transmissão de informações; é uma ponte emocional entre o educador e os alunos. A entonação, ritmo, volume e pausas estratégicas desempenham papéis críticos na transmissão de significado e na manutenção do interesse. Compreender a importância da voz é o primeiro passo para aprimorar as habilidades de ensino.

- *Variação de tons e entonação:* Evite um tom monótono, pois pode levar à desconexão e à perda de atenção. Marque as sílabas tônicas e valorize a palavra principal. Ao variar o tom, você pode destacar pontos-chave, criar ênfase e transmitir emoção. Experimente praticar a leitura de trechos variados, ajustando intencionalmente a entonação para observar os efeitos;
- *Ritmo e velocidade da fala:* Um ritmo muito acelerado pode deixar os alunos confusos, enquanto um ritmo muito lento pode resultar em tédio. Encontre um equilíbrio, ajustando a velocidade para se adequar ao conteúdo e à complexidade do tópico. Utilize pausas estratégicas para permitir que os alunos assimilem as informações;
- *Volume controlado:* Evite sussurrar, pois isso pode dificultar a compreensão e evite falar muito alto, o que pode ser irritante. Ajuste o volume conforme necessário, destacando partes importantes do discurso ou diminuindo-o para criar uma atmosfera mais íntima;
- *Pausas estratégicas:* As pausas são como pontuações na fala. Use pausas antes de pontos-chave para criar expectativa, após informações complexas para permitir a reflexão e durante mudanças de tópicos para facilitar a transição. Pausas estratégicas também fornecem aos alunos tempo para processar e assimilar conceitos.

Aprimorar suas habilidades vocais requer prática contínua e a busca por *feedback* construtivo. Grave suas aulas, analise a gravação e observe áreas de melhoria. Peça *feedback* aos alunos e colegas. Este processo contínuo de autorreflexão e ajuste contribuirá, significativamente, para o desenvolvimento de uma presença vocal envolvente.

Dominar a voz como ferramenta de ensino é uma jornada contínua, mas os benefícios são inegáveis. Ao incorporar variação de tons, ritmo adequado, controle de volume e pausas estratégicas, os educadores podem criar apresentações memoráveis que inspiram e envolvem os alunos, transformando a experiência de aprendizado no ensino superior.

Olhos

Os olhos são uma poderosa ferramenta para transmitir mensagens, estabelecer conexões emocionais e cativar sua audiência. Neste ponto exploraremos a importância de usar os olhos de maneira eficaz ao realizar apresentações no ensino superior. Abordaremos técnicas específicas para envolver os alunos, estabelecer contato visual e transmitir confiança e credibilidade.

O contato visual é a base da comunicação interpessoal. Ao estabelecer contato visual com sua audiência, você cria uma conexão direta e fortalece a presença na sala de aula. O contato visual não apenas demonstra confiança, mas também revela seu compromisso com os alunos.

Como uma dica, evite fixar o olhar em uma única pessoa por muito tempo. Varie o contato visual de maneira sistemática, abrangendo toda a sala. Isso cria uma sensação de inclusão para todos os alunos. Direcione o olhar para um grupo distraído, isso chamará a atenção deles.

Corpo

A comunicação eficaz vai muito além das palavras que são ditas. Em uma apresentação memorável, a linguagem corporal desempenha papel crucial. Seu corpo é uma ferramenta poderosa que pode complementar, reforçar e, em alguns casos, até substituir suas palavras.

A linguagem corporal pode ser considerada uma forma de comunicação não verbal que complementa a mensagem verbal. Ao se expressar com o corpo de maneira congruente com suas palavras, você fortalece a clareza da mensagem e aumenta a retenção do conteúdo pelos alunos. Por exemplo, ao falar sobre um conceito desafiador, use expressões faciais que transmitam seriedade, mantenha uma postura ereta para indicar confiança e movimente-se de maneira deliberada para destacar a importância do ponto abordado.

A postura é um reflexo direto de sua confiança e autoridade como professor. Ao manter uma postura ereta e aberta, você não apenas demonstra confiança em si mesmo, mas também incentiva a confiança dos alunos no conteúdo que está apresentando. Evite posturas fechadas ou gestos de defesa, como cruzar os braços, que podem transmitir desconforto, desinteresse ou mesmo colocar as mãos na cintura demonstrando defensividade.

O movimento pelo espaço da sala de aula pode ser uma ferramenta poderosa para manter a atenção e enfatizar pontos-chave. Ao se movimentar de maneira estratégica, você pode criar uma conexão mais dinâmica com os alunos. No entanto, é crucial equilibrar o movimento para evitar distrações. Certifique-se de que cada deslocamento tenha um propósito claro, como chamar a atenção para uma visualização, envolver diferentes partes da audiência ou facilitar a interação.

Cada apresentação é única, assim como cada grupo de alunos. Adapte sua linguagem corporal de acordo com o conteúdo que está sendo apresentado e o perfil da audiência. Uma discussão mais descontraída pode permitir uma postura mais relaxada, enquanto tópicos mais sérios podem exigir uma abordagem mais formal.

RETENDO A ATENÇÃO DO PÚBLICO

Apresentações memoráveis não são apenas sobre o conteúdo que você entrega, mas também sobre como você mantém a atenção do seu público. Em um ambiente acadêmico, onde a competição por atenção é acirrada, é crucial desenvolver habilidades que cativem e envolvam os ouvintes do início ao fim. Vamos discutir estratégias e técnicas para reter a atenção do público, transformando sua apresentação em uma experiência inesquecível.

Narrativa Poderosa

A criação de uma narrativa envolvente é uma ferramenta poderosa para reter a atenção. Estruture sua apresentação como uma história, com introdução, desenvolvimento e conclusão. Use elementos narrativos, como personagens relevantes, conflitos e resoluções, para manter o interesse do público ao longo da apresentação. O *Storytelling* é uma técnica caracterizada pela habilidade de contar histórias utilizando enredo elaborado, narrativa envolvente e recursos audiovisuais.

Variedade de Mídia

A monotonia pode ser a inimiga da atenção. Introduza uma variedade de mídias em sua apresentação, como vídeos, imagens, gráficos e até mesmo demonstrações práticas. Essa diversidade estimula diferentes sentidos e mantém o público envolvido.

Interatividade

Incorpore elementos interativos em sua apresentação para estimular a participação do público. Faça perguntas, conduza enquetes, ou inclua momentos de discussão em grupo. Isso não apenas retém a atenção, mas também promove a participação ativa, o que contribui para a retenção de informações.

Seja Entusiasmado

Sua linguagem corporal e expressão facial são componentes vitais para manter a atenção do público. Mantenha contato visual, utilize gestos significativos e movimente-se pelo espaço de forma deliberada. Seja expressivo, transmitindo entusiasmo e paixão pelo seu tópico. Mostre o quanto você acredita no que está falando.

Momentos Surpreendentes

Introduza elementos surpreendentes ao longo da apresentação para quebrar a previsibilidade. Isso pode incluir dados impactantes, histórias inesperadas ou reviravoltas na narrativa. Surpreender o público mantém a curiosidade e a atenção.

Clareza e Concisão

Evite excesso de informações. Mantenha sua apresentação clara, concisa e direta ao ponto. Isso não apenas facilita a compreensão, mas também impede que o público perca o interesse devido a detalhes excessivos ou desnecessários.

Timing Estratégico

Gerencie o tempo com sabedoria. Mantenha um ritmo consistente, evitando prolongar-se em um ponto por muito tempo. Seja sensível ao tempo disponível, garantindo que cada parte da apresentação receba a atenção necessária sem se tornar monótona.

Empatia e Relevância

Demonstre empatia, mostrando como o conteúdo da apresentação é relevante para a vida do público. Conecte seu material aos interesses e preocupações deles, criando uma ligação emocional que contribui para a retenção da atenção.

Podemos fazer um paralelo da história "das Mil e Uma Noites" e uma aula na qual pretendemos reter a atenção da audiência. A narrativa descreve a história do rei Pérsia, que, traído por sua esposa, ordenou sua morte. A partir desse momento, decidiu passar cada noite com uma mulher diferente, sendo que esta era executada na manhã seguinte. Entre as várias mulheres com as quais se casou, Sherazade destacou-se pela astúcia. Ela iniciou uma história que despertou o interesse do rei, levando-o a querer ouvir a continuação na noite seguinte. Por meio de sua perspicácia, Sherazade evitou a morte e, para preservar sua vida, escreveu mil e uma noites.[9]

- Comece com um enigma intrigante. Assim como Sherazade começava suas histórias com um enigma irresistível, o professor deve capturar a atenção desde o início. Utilize uma pergunta provocativa, uma estatística surpreendente ou até mesmo uma breve piada relacionada ao tema da apresentação. Mantenha o público curioso desde o primeiro momento;
- Narrativa contínua. Em "As Mil e Uma Noites", Sherazade habilmente entrelaçava suas histórias, deixando o rei Xariar ansioso para saber o que aconteceria a seguir. Da mesma forma, o professor pode criar uma narrativa contínua ao longo da apresentação, conectando conceitos e informações de forma coesa. Isso mantém o público envolvido, à medida que cada nova seção se torna uma extensão natural da anterior;
- Variedade de recursos. Assim como Sherazade usava diferentes elementos em suas histórias - romance, aventura, suspense - o professor deve incorporar uma variedade de recursos para manter a atenção. Introduza vídeos, gráficos, histórias pessoais, e até mesmo perguntas interativas para estimular os sentidos e evitar a monotonia;
- Desafie a mente. Sherazade frequentemente desafiava o rei com enigmas e dilemas. No ensino superior, os professores podem manter a mente do público ativa incluindo quebra-cabeças intelectuais, perguntas provocativas ou debates breves. Essa interação mantém a audiência envolvida e incentiva a participação ativa;
- Tenha empatia. Sherazade também tocava o coração do rei Xariar com suas histórias emocionais. O professor pode criar uma conexão emocional com o público compartilhando experiências pessoais relevantes, destacando a importância prática do conteúdo ou contando histórias inspiradoras relacionadas ao tema;
- Surpresas estratégicas. Assim como Sherazade surpreendia o rei com reviravoltas inesperadas, o professor pode incorporar surpresas estratégicas

na apresentação. Isso pode incluir revelar dados impactantes, apresentar uma perspectiva inusitada sobre o tema ou até mesmo introduzir um convidado surpresa;
- Deixando o público com sede de mais. Como Sherazade deixava o rei Xariar ávido por mais histórias, o professor deve concluir a apresentação de forma envolvente. Destaque os pontos-chave, reforce a importância do que foi discutido e, se possível, sugira possíveis desenvolvimentos futuros. Deixe o público ansioso por aprender mais e continuar a jornada acadêmica.

REFERÊNCIAS BIBLIOGRÁFICAS
1. Bloom BS. Taxonomy of educational objectives. New York: David McKay; 1956. 262p.
2. Carroll L. Alice no país das maravilhas. São Paulo: Martin Claret; 2013. 138 p.
3. Doran GT. There's a S.M.A.R.T. way to write management's goals and objectives. Management Review. 1981;70:35-6.
4. Anderson LW, Krathwohl DR. A taxonomy for learning, teaching and assessing: a revison of Bloom's Taxonomy of Educational Objectives. New York: Addison Wesley Longman; 2001. 336 p.
5. Knowles MS, Holton III EF, Swanson RA. Aprendizagem de resultados: uma abordagem prática para aumentar a efetividade da educação corporativa. Rio de Janeiro: Elsevier; 2009. 388 p.
6. Escobar AV. O que é a educação personalizada? *In:* Escobar AV. Prática da educação personalizada. São Paulo: Loyola; 1996. p.11-3.
7. Dale E, Hallam B, Miles H. Audio-visual methods in teaching. Art Education. 1955;8:15.
8. Gusc J, Van Veen-Dirks P. Accounting for sustainability: an active learning assignment. Int J Sustainability Higher Educ. 2017;3:329-40.
9. Galland A. As mil e uma noites. São Paulo: Harper Collins Brasil; 2015. 1306 p.

CAPÍTULO 15
COMO MONTAR DIAPOSITIVOS E PÔSTERES

Mario Augusto Ferrari de Castro

INTRODUÇÃO

Apresentar efetivamente ideias complexas é uma habilidade crucial e a era contemporânea trouxe consigo uma ferramenta essencial: os diapositivos e os pôsteres. Este capítulo, "Como montar diapositivos e pôsteres", destina-se a auxiliar os profissionais e estudantes que buscam aprimorar suas habilidades de apresentação visual.

A diversidade de plataformas de apresentação disponíveis atualmente oferece uma gama de opções para os comunicadores visuais. Discutiremos suas características únicas para aperfeiçoar o uso de cada uma, fornecendo *insights* sobre como escolher a mais adequada para cada situação.

A iconografia, ou a organização e estética, desempenha um papel central na comunicação visual eficaz. Exploraremos as melhores práticas para a seleção e disposição de elementos gráficos nos diapositivos e pôsteres.

Por fim apresentamos os "10 Mandamentos da Boa Apresentação", um conjunto de diretrizes fundamentais que guiarão os leitores na criação de diapositivos e pôsteres que não apenas informam, mas também cativam e inspiram.

PLATAFORMAS DE APRESENTAÇÃO

Ao criar diapositivos e pôsteres no ensino superior, a escolha da plataforma certa é crucial. Exploraremos quatro das plataformas mais populares: PowerPoint, Prezi, Canva e Google Slides. Analisaremos suas características distintas, vantagens e desvantagens, para ajudar você a decidir qual se alinha melhor às suas necessidades acadêmicas.

Microsoft PowerPoint: O Poder da Tradição
Características Principais
- Interface intuitiva e familiar;
- Amplas opções de *design* e formatação;
- Integrado com outros aplicativos Microsoft.

Vantagens
- Versatilidade na criação de apresentações formais;
- Funcionalidades avançadas para animações e transições;
- Integração com o Microsoft Office.

Desvantagens
- Pode resultar em apresentações monótonas, se mal utilizado;
- Necessidade de licença para pleno acesso a recursos avançados.

Prezi: Rompendo com a Linearidade Tradicional
Características Principais
- Abordagem não linear, permitindo *zoom* e rotação;
- Elementos visuais dinâmicos e modernos;
- Colaboração *on-line* em tempo real.

Vantagens
- Cria uma experiência de apresentação mais envolvente;
- Ótimo para contar histórias e destacar relações complexas;
- Acesso a modelos prontos e personalizáveis.

Desvantagens
- Pode causar desconforto visual em alguns espectadores;
- Requer uma conexão estável com a internet para edição *on-line*.

Canva: *Design* Intuitivo e Visualmente Atraente
Características Principais
- Plataforma de *design* gráfico com foco em simplicidade;
- Biblioteca extensa de modelos e elementos visuais;
- Ferramentas de colaboração em tempo real.

Vantagens
- Interface amigável, mesmo para iniciantes;
- Ótimo para criar pôsteres e apresentações visualmente atraentes;
- Acesso a imagens, ícones e fontes de alta qualidade.

Desvantagens
- Menos foco em funcionalidades avançadas de apresentação;
- Algumas restrições em termos de personalização.

Google Slides: Colaboração e Acesso Facilitados
Características Principais
- Ferramenta baseada na nuvem, permitindo acesso em qualquer lugar;
- Colaboração em tempo real com outros usuários;
- Integração nativa com o ecossistema Google.

Vantagens
- Acesso e edição fácil e flexível;
- Colaboração simultânea de vários usuários;
- Armazenamento na nuvem automático.

Desvantagens
- Recursos avançados podem ser limitados em comparação com o PowerPoint;
- Personalização pode ser menos extensa em comparação com outras plataformas.

Cada plataforma possui seus méritos distintos e a escolha depende das necessidades específicas da apresentação. Ao decidir, considere o estilo da apresentação, a preferência pessoal, a facilidade de colaboração e a disponibilidade de recursos avançados. Experimente cada plataforma para determinar qual se alinha melhor com sua abordagem única e objetivos específicos.

ICONOGRAFIA DE DIAPOSITIVOS E PÔSTERES

A iconografia, entendida como a utilização de imagens, gráficos e símbolos, desempenha papel importante nas apresentações acadêmicas. A inclusão cuidadosa de elementos visuais pode transformar uma apresentação comum em uma experiência envolvente colaborando no processo de aprendizagem e potencializando a compreensão de conceitos complexos.

Ao abordar a criação de diapositivos e pôsteres é crucial seguir princípios que maximizem a eficácia da comunicação visual. Os "**10 Mandamentos**" servirão como guia para garantir que suas apresentações se destaquem e sejam impactantes.

Diapositivos
Use Pouco Texto: O Poder da Concisão
Opte por frases curtas e palavras-chave para manter a atenção da audiência. O texto deve complementar, não substituir, a apresentação oral.

O excesso de texto pode sobrecarregar a audiência, desviando a atenção do palestrante para a leitura extensiva, resultando em perda de conexão e compreensão.[1]

Ao adotar a filosofia de "menos é mais", utilize palavras-chave que capturem a essência do que está sendo comunicado, tornando mais fácil para a audiência assimilar e reter informações cruciais.

Foco na essência: cada palavra no diapositivo ou pôster deve servir a um propósito claro. Elimine redundâncias e informações desnecessárias.

Uma regra que pode ser utilizada é não passar de 7 linhas com 7 palavras cada.

Use Imagens com Qualidade: A Força da Visualização

Imagens de alta qualidade têm o poder de transmitir conceitos de forma mais eficaz do que palavras. Escolha imagens claras, relevantes e com boa resolução para enriquecer a compreensão do público.[2]

Ao selecionar imagens é essencial manter uma coesão visual. As imagens devem seguir um estilo e tema consistentes, contribuindo para a criação de uma apresentação visualmente agradável e profissional.

Sempre respeite os direitos autorais ao utilizar imagens. Seja consciente da origem das imagens, dando créditos quando necessário.

Use fotos com diferentes formatos, evite o "mais do mesmo". Imagens quadradas ou retangulares tornam sua apresentação previsível e desinteressante. Procure recortar as imagens em diferentes formas (Fig. 15-1).

Retire o fundo das imagens. Com isso, elas deixam de ser quadradas ou terem uma forma óbvia, integrando-se ao restante da apresentação e sendo, portanto, mais chamativas para a audiência (Fig. 15-2).

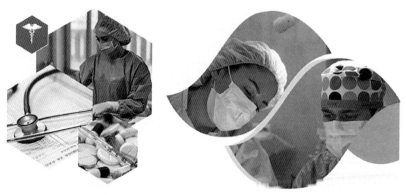

Fig. 15-1. Imagens em forma hexagonal e em forma de onda.

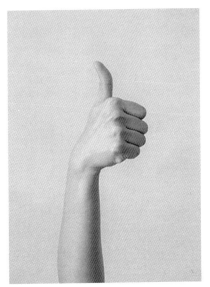
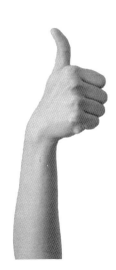

Fig. 15-2. Imagem com fundo e imagem sem fundo.

Use Áudios e Vídeos: A Dinâmica da Multimídia

Integrar áudios e vídeos pode cativar a audiência e explicar conceitos complexos de maneira mais clara. No contexto do ensino superior, no qual a complexidade do conteúdo muitas vezes demanda abordagens diversas, a incorporação desses elementos pode enriquecer significativamente a experiência do público.

Utilize vídeos para mostrar procedimentos práticos, como, por exemplo, o exame físico de um paciente. Ao empregar estrategicamente áudios e vídeos em suas apresentações, você não apenas amplia suas opções de comunicação, mas também cria uma experiência mais rica e envolvente para o público.

Demonstre Somente um Conceito por Vez: A Clareza na Progressão

Quando um diapositivo abrange múltiplos conceitos, há o risco de sobrecarregar a audiência com informações excessivas, levando a uma perda de foco e compreensão. Evite sobrecarregar os diapositivos com informações excessivas.

A abordagem de um conceito por vez também favorece um *design* limpo e organizado. Isso evita a poluição visual, tornando a apresentação mais esteticamente agradável.

Limite a Tabela de Cores: A Harmonia Visual

Escolha uma paleta de cores consistente e agradável ao olhar. Evite combinações excessivamente vibrantes ou contrastantes, pois podem distrair a audiência. A consistência visual promove uma apresentação mais profissional.[3]

Opte por uma paleta de cores consistente que esteja alinhada com a identidade visual da instituição, do evento ou da sua apresentação.

Mantenha a consistência ao longo de todos os diapositivos ou seções do pôster para criar uma experiência visual coesa. Evite mudar a paleta de cores ao longo da apresentação.

Todas as plataformas têm paletas prontas para o uso e na internet facilmente se encontram várias paletas diferentes.

Evite o Excesso de Animações: A Sutileza na Transição

Animações podem ser úteis, mas o excesso delas pode distrair. Utilize-as com moderação para destacar pontos-chave, transições suaves e manter o foco na mensagem principal.

Utilize animações para destacar pontos-chave ou revelar informações de forma gradual. Isso pode criar um senso de antecipação na audiência, mantendo-os engajados no conteúdo.

Use as Fontes Certas: A Legibilidade é Crucial

Escolha fontes legíveis e em tamanhos apropriados. Evite fontes muito elaboradas ou pequenas demais, que podem dificultar a leitura. Evite fontes excessivamente estilizadas, por exemplo, com serifas (traço ou barra que remata cada haste de certas letras, trazendo a ideia de sofisticação), que podem comprometer a compreensão do conteúdo (Fig. 15-3).

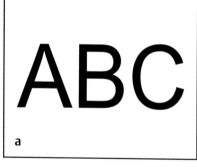
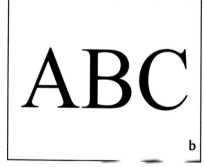

Fig. 15-3. (a) Fonte sem serifas (Arial), (b) fonte com serifas (Times New Roman).

Utilize o contraste para destacar elementos importantes. Por exemplo, títulos podem ser mais ousados e em um tamanho maior do que o texto do corpo.

Aposte no Uso de Infográficos: A Simplificação Visual

Os infográficos são ferramentas poderosas na construção de apresentações. A capacidade de condensar informações complexas em representações visuais claras e concisas torna-os uma escolha valiosa. Gráficos e diagramas podem simplificar conceitos intricados, tornando-os acessíveis mesmo para públicos menos familiarizados com o assunto.[4]

Modelos Prontos da Internet podem ser Usados

A utilização de modelos prontos da internet pode ser uma estratégia inteligente para aperfeiçoar o processo de criação de diapositivos e pôsteres. Ao adotar essa abordagem, é possível beneficiar-se de diversas maneiras, desde a economia de tempo até a garantia de uma estrutura visualmente atraente.

Embora você esteja usando um modelo como ponto de partida, é essencial personalizá-lo para atender às necessidades específicas da sua apresentação.

Faça Diferente dos Outros: Inovação e Inspiração

Destaque-se por meio da inovação. Explore novos formatos, *layouts* e abordagens visuais que não apenas atendam aos padrões, mas também inspirem a audiência. A originalidade adiciona um toque memorável às suas apresentações. A busca pela diferenciação é um princípio essencial na criação de apresentações impactantes.

Incorpore elementos interativos que envolvam ativamente o público. Enquetes, perguntas abertas e discussões breves podem criar uma atmosfera participativa, estimulando a atenção e a retenção de informações.

Experimente estruturas não lineares, como mapas mentais ou roteiros não convencionais, que desafiem as expectativas.

Termine a apresentação inspirando ações tangíveis. Seja por meio de desafios, reflexões pessoais ou sugestões práticas para implementação, forneça aos ouvintes um motivo claro para aplicar o que aprenderam.

A busca pela inovação não apenas torna sua apresentação única, mas também reflete uma abordagem proativa em cativar e envolver seu público.

Pôsteres

Ao elaborar pôsteres científicos, é crucial seguir princípios sólidos para garantir a eficácia da comunicação visual e o sucesso da apresentação. Abordaremos dicas e orientações práticas para pesquisadores que desejam transmitir suas descobertas de maneira profissional.

Siga as Regras do Jogo

Cada congresso, jornada ou evento científico têm regras específicas para a elaboração de pôsteres. Certifique-se de seguir rigorosamente essas diretrizes, incluindo o tamanho do pôster, largura das bordas, tipo e tamanho de letra, formato de apresentação e qualquer outra exigência específica do evento. As dimensões mais comuns são 120 × 90 cm em orientação vertical.

Escolha um Título Impactante e Escreva uma Boa Introdução

O título é a primeira coisa que os espectadores notarão. Certifique-se de que seja claro, conciso e impactante. Use palavras-chave relevantes para atrair a atenção do seu público-alvo e instigar a curiosidade.

É de fundamental importância que um título contenha no máximo sete palavras, sendo recomendável que o pesquisador escolha uma terminologia menos complexa e mais elucidativa. Evitar o uso de gírias, neologismos, abreviaturas, siglas, nomes comerciais e fórmulas químicas é aconselhável. Além disso, desencoraja-se o emprego do tempo verbal no gerúndio.[5]

Recomenda-se a utilização da fonte Arial, com aproximadamente 3 cm de altura, variando entre 60 e 90 pontos, em negrito e caixa alta, sem ponto-final, mantendo os nomes dos autores próximos ao título. Estes devem ser apresentados com letras ligeiramente menores, cerca de 2,5 cm de altura, variando entre 48 e 72 pontos, incluindo afiliações e instituições, com o uso de letras maiúsculas e minúsculas.[6]

Nos eventos científicos, nos quais há uma variedade de pôsteres em exposição, é crucial que o título da pesquisa capture a atenção do público, pois a falta desse atrativo pode resultar na não continuidade da leitura por parte do espectador, que provavelmente passará para o próximo pôster. Além do título, é na introdução do pôster que você vai fazer com que o leitor tenha interesse no assunto da sua pesquisa. Por isso, traga, na introdução, o problema dentro contexto da sua pesquisa, informe a literatura que serviu de referência, depois, faça uma apresentação intrigante e, por fim, aponte a sua hipótese.

Estabeleça uma Hierarquia Visual Clara

Organize as informações de maneira lógica e visualmente atraente. Utilize uma hierarquia clara com títulos, subtítulos e elementos gráficos que orientem o leitor na leitura do pôster, destacando os pontos-chave.

Um pôster cuidadosamente elaborado proporciona ao público uma visão sucinta da pesquisa, da metodologia, da amostra, dos resultados e de suas implicações. Portanto, demanda esforço significativo para identificar os elementos essenciais e descartar todo o material supérfluo.[7]

A sequência de leitura dos itens e blocos dos pôsteres são de cima para baixo e da esquerda para a direita. Os títulos e subtítulos devem ser destacados com negrito ou tamanho de letra um pouco maior. Estabeleça que o espaçamento entre linhas seja sempre o mesmo.

O pôster deve ser uma versão de um artigo científico, portanto limite-se aos tópicos compatíveis com sua pesquisa. Por exemplo: título, autores, afiliação, instituição, introdução, metodologia, resultados, discussão, conclusão e referências.

Garanta que os espectadores possam seguir facilmente a sequência de informações, facilitando a compreensão da sua pesquisa.

Menos é mais: Seja Conciso

Antes de começar a criar seu pôster, defina claramente o propósito da apresentação. Pergunte a si mesmo: qual é a mensagem principal que desejo transmitir? Certifique-se de que cada elemento do pôster contribua para esse objetivo, desde o título até os gráficos e conclusões.

Evite a sobrecarga de informações. Concentre-se nos aspectos essenciais da sua pesquisa e apresente-os de maneira concisa. Utilize texto sucinto (até 800 palavras) e gráficos significativos para transmitir sua mensagem de forma eficaz. É preciso brilhantismo para condensar e focalizar informação em uma apresentação simples e clara para ser lida e lembrada.[8]

O pôster é mais visual do que textual.

Destaque Elementos Essenciais

Destaque visualmente os elementos mais importantes, como resultados-chave, gráficos e conclusões. Isso ajuda os espectadores a identificar rapidamente os pontos cruciais de sua pesquisa, mesmo em uma breve passagem pelo pôster. Incorpore gráficos e imagens que sejam relevantes e claros. Certifique-se de que os gráficos estejam devidamente rotulados e explicados. Um bom gráfico pode transmitir informações complexas de maneira mais eficaz do que o texto. Fazer um infográfico consistente é importante para destacar o objetivo da sua pesquisa.[4]

Tenha certeza de que seus gráficos e fotos possam ser vistos a uma distância de aproximadamente 1,20 m. A maior parte dos expectadores só está interessada em ler as figuras do seu pôster.

O pôster é um lugar incrível para colocar uma foto, imagem ou ilustração que se relacione com seu problema de pesquisa.

Escolha Cores e Fontes com Sabedoria

Opte por uma paleta de cores que seja atraente, mas não distrativa.[9] Garanta que a combinação escolhida facilite a leitura do conteúdo. Caso você esteja representando uma universidade, um hospital ou um serviço, é interessante utilizar as mesmas cores do logotipo de sua entidade, que deve ser colocado ao lado do título. Evite fundos escuros, pois eles tornam a leitura do seu pôster mais difícil, por isso, opte sempre por um fundo branco.[10] Além disso, escolha fontes legíveis e mantenha uma consistência visual em todo o pôster. Identifique se o texto é legível sem ter que se aproximar demais do pôster. Para assegurar a legibilidade utilize bons contrates, escolha tipos de letra sem serifas (p. ex., Arial em vez de Times New Roman) e o tamanho mínimo da fonte para o texto é 36 pontos.[6]

Conte uma História Coesa

Organize o pôster de forma a contar uma história coesa sobre sua pesquisa. Comece com uma introdução clara, desenvolva os métodos e resultados, e finalize com uma discussão bem argumentada que leve a conclusão final de sua pesquisa. A narrativa deve ser lógica e envolvente.

Mantenha o Engajamento: Inclua Elementos Interativos

Considere a inclusão de elementos interativos, como códigos QR, para direcionar os interessados a recursos adicionais *online*. Isso pode enriquecer a experiência do espectador e fornecer mais detalhes sobre sua pesquisa. Apesar de o pôster ser uma apresentação estática, o uso de um código QR pode levar o expectador a um vídeo de um procedimento por exemplo. Sempre inclua seu *e-mail* no pôster para que possam entrar em contato com você caso queiram saber mais sobre sua linha de pesquisa.

Regra dos 3 Minutos

Ao criar e apresentar um pôster científico é essencial compreender a importância da comunicação eficaz. Uma abordagem eficiente para garantir que sua mensagem seja absorvida e compreendida pelo público é seguir a "Regra dos 3 Minutos". Este princípio fundamental enfatiza a necessidade de capturar a atenção, transmitir informações essenciais e manter o engajamento dentro de um curto período.

Dificilmente alguém irá ficar mais de 3 minutos para ler um pôster em um congresso, dessa forma você deve ser o mais atrativo possível ao elaborar seu pôster.

Pense "Fora da Caixa"

O pôster não tem de ser "quadrado". Utilize formas redondas ou assimétricas para marcar a diferença. Experimente utilizar formas para ligar as várias caixas de texto. Certamente um pôster fora do convencional vai chamar muito mais atenção dos expectadores para sua pesquisa.

REFERÊNCIAS BIBLIOGRÁFICAS

1. Fox P. 12 PowerPoint tips to make your slides more effective. Ispringsolutions, 2023. Disponível em: https://www.ispringsolutions.com/blog/10-powerpoint-tips-to-make-your-slides-more-effective. Acesso em: 15 jan. 2024.
2. Reynolds G. Presentation Zen Design Tips. Garrreynolds, 2021. Disponível em: https://www.garrreynolds.com/design-tips. Acesso em: 15 jan. 2024.
3. Duarte N. Slide:ology: The art and science of presentation design. Sbastopol: O'Reilly Media; 2008. 294 p.
4. Hernandez-Sanchez S, Moreno-Perez V, Garcia-Campos J, Marco-Lledó J, Navarrete-Muñoz EM, Lozano-Quijada C. Twelve tips to make successful medical infographics. Medical teacher. 2021;43:1353-9.
5. Secaf V. Artigo científico: do desafio à conquista. São Paulo: Reis Editorial; 2000. p. 103-7.
6. Supe AN, Sahu DR. The art and science of presentation: the poster. J Postgrad Med. 2000;46:112-5.
7. White A, White L. Preparing a poster. Acupunct Med. 2003;21:23-7.
8. Day RA. Como escrever e publicar um artigo científico. São Paulo: Santos; 2001. pp.189-92.
9. González-Tortosa J. Estética y dinámica visual de la presentación científica: Conceptos básicos. Neurocirugía. 2006;17:148-57.
10. Clematilde B. The Poster. EWMA J. 2008;8:44-7.

PUBLICAÇÃO – A FRONTEIRA FINAL

CAPÍTULO 16

Rogério Aparecido Dedivitis

Há diversas razões para realizar um estudo científico, como elaborar um trabalho de conclusão de curso, dissertação de mestrado, tese de doutorado ou simplesmente para responder uma questão e esclarecer uma dúvida. Muitas dessas publicações correm o risco de ficarem confinadas à prateleira de uma biblioteca ou a uma parte pouco visitada de uma página da internet. Assim, ao publicar seu trabalho, você o tornará público e acessível à comunidade científica. Isso dá visibilidade ao pesquisador, ao seu grupo e à instituição como um todo.

Uma publicação científica pode realmente trazer muito a quem publica. A sensação de ver o artigo publicado é muito gratificante, mas representa apenas a etapa final de um longo caminho. Dúvidas advêm da leitura intensa de artigos científicos, gerando capacidade crítica. A pesquisa é a condição essencial para o avanço na ciência. Os *papers* publicados na literatura revisada por pares (*peer-reviewed*) são uma fonte confiável de informação. A iniciativa de publicar deve partir de professores e orientadores e deve encorajar acadêmicos e especializandos. Quem publica demonstra que estudou mais e mantem-se atualizado em sua área, conquistando o respeito dos pares e inspirando outros a publicar. "Deve estar em nosso sangue."[1]

A busca por bibliografia para construir o conhecimento sobre determinado assunto na área de saúde leva a várias possíveis fontes. Livros-textos são uma fonte bastante sólida que permite reunir o conhecimento de forma ampla e equilibrada. Entretanto, muitas vezes, quando chega às mãos do leitor final, algumas informações já podem estar incompletas ou desatualizadas. A agregação de novos conhecimentos atualmente é muito acelerada. Com isso, os artigos científicos têm um potencial bem maior de fornecer informações mais contemporâneas e, portanto, de embasar, de maneira mais segura, os conhecimentos necessários para que o profissional possa posicionar-se diante de uma questão clínica. Por isso, a partir do momento em que se publica o artigo científico elaborado, ele pode servir, certamente, como base para diversos interessados no tema. Entre tais interessados estão outros pesquisadores. Sendo o método descrito de maneira detalhada, ele é reprodutível. Quando algum outro grupo desenvolver um estudo dentro de seu tema, poderá citar seu estudo publicado como referência utilizada. Esse compartilhamento permite a inserção social do pesquisador e, ao mesmo tempo, contribui para essa mesma sociedade. Publicar é dividir conhecimento.

PUBLICAÇÃO E CURRÍCULO

Publicações em periódicos indexados são um dos aspectos mais valorizados de um currículo acadêmico na área da Saúde. É muito valorizado, por exemplo, na avaliação de candidatos para pós-graduação *latu sensu*, como residência e especialização. Em setores muito concorridos, pode ser o fator decisivo no processo de seleção. Também é importante na seleção de candidatos à pós-graduação *strictu sensu*, como mestrado e, principalmente, doutorado. Enfim, ser autor ou coautor de artigos científicos é uma necessidade no meio acadêmico. Uma pessoa que publica é vista de maneira diferenciada. Publicar um artigo científico demonstra que ela estudou e que está atenta ao seu desenvolvimento intelectual e acadêmico. Atualmente se mensura muito pelas publicações realizadas – isso é uma realidade.

REVISTAS INDEXADAS

O fator de impacto de um periódico científico é um método que qualifica as revistas científicas com base nas citações que ela recebe. O cálculo é feito somando-se as citações dos artigos no ano do cálculo do fator, dividindo esse número pela quantidade de artigos publicados nos dois anos antecedentes a esse cálculo. Por exemplo, se nos últimos anos o periódico publicou 500 artigos e recebeu 100 citações, seu fator de impacto é 100/500 ou 0,1. Analogamente, se a revista publicou 300 artigos e recebeu 450 citações, o fator de impacto é de 1,5 (450/300).

Quanto mais o artigo é citado em outros artigos, mais ele contribui para aumentar o fator de impacto da revista na qual está. Isso faz com que certas revistas de alto padrão tenham critérios muito rígidos para aceitar um artigo. A maioria acaba sendo recusada e somente um seleto grupo de estudos acaba sendo aceito, após o processo de revisão. Por outro lado, ter um artigo seu publicado em tal nível de revista atrai muitos pesquisadores a submeter a ela seus manuscritos.

O *Web of Science* é uma plataforma *on-line* que aplica esse fator de impacto, armazenando todos os dados bibliométricos e quantificando as citações. Assim, o sistema calcula e atribui uma nota do fator de impacto. O *Journal Citation Report (JCR)*, publicação anual da *Clarivate Analytics*, atualiza e anexa o fator de impacto.[2]

Indicadores bibliométricos são as métricas que avaliam o desempenho das produções científicas. Baseiam-se nas citações que recebem. Além do fator de impacto, existem outros indicadores, como o índice H utilizado no cálculo para definir o Qualis Capes das revistas.

Desde 1998, o Qualis Capes é um sistema que classifica a produção científica dos programas de pós-graduação brasileiros, quanto aos artigos publicados nos diversos periódicos. O método de análise foi criado para classificar a qualidade dos artigos publicados e, portanto, das pesquisas científicas. Como resultado, uma lista com a classificação é disponibilizada e pode ser acessada por quem deseja conhecer os periódicos que apresentam um bom conteúdo.

A estratificação dos periódicos funciona da seguinte maneira:

- *A1 e A2:* periódicos de excelência internacional;
- *B1 e B2:* periódicos de excelência nacional;
- *B3, B4 e B5:* periódicos de média relevância;
- *C:* periódicos de baixa relevância.

Consultas podem ser feitas no Portal Sucupira da CAPES.[3]

PLÁGIO

A internet trouxe vários benefícios no acesso a informações importantes para a pesquisa, contudo, também trouxe facilidade para o pesquisador que decide percorrer um caminho menos árduo.[4]

Mesmo quando o pesquisador se mantém fiel à ética e aos bons costumes, deve estar atento a algumas armadilhas, como:

- *Plágio direto:* cópia literal do texto original. Algumas revistas detectam essa transcrição por meio de programas antiplágio a partir da repetição de certo número de palavras;
- *Plágio indireto:* o redator apresenta informações de uma referência com as próprias palavras, mas não faz a citação da obra original.

Primeiro, sempre deve ser citada a fonte a partir da qual uma informação foi colhida. Segundo, se formos transcrever literalmente, o trecho deve estar "entre aspas" e, se formos transcrever a ideia, convém fazê-lo com nossas próprias palavras – sem perder o sentido da fonte original e (sempre) dando o devido crédito ao autor.

REVISTAS PREDATÓRIAS

Conferências e periódicos predatórios ou falsos renovam-se por meio de vários métodos. A capacidade científica e a vigilância das bibliotecas acadêmicas e dos investigadores podem salvaguardar a comunidade científica.[5] Revistas científicas predatórias são as que se dispõem a publicar artigos científicos sem submetê-los a uma acurada revisão por pares (*peer review*), que às vezes nem é feita, desde que haja o pagamento da taxa de publicação. O valor é variável, chegando a 2 ou 3 mil dólares americanos. Frequentemente são revistas de acesso aberto (*open access*). Costumam não ser indexadas nas principais bases de dados. A questão é que a grande maioria não se preocupa com o rigor científico da publicação, mas com a cobrança da taxa. Uma forma de proteger-se é verificar em que bases a revista escolhida está indexada.

O número de editoras que oferecem a oportunidade de publicar artigos e capítulos de livros de forma rápida e fácil tem crescido continuamente nos últimos anos. Isto pode ser atribuído a vários fatores, como o aumento da utilização da internet, o movimento de acesso aberto (*open access*), a pressão acadêmica para publicar e o surgimento de editores com interesses questionáveis que colocam em dúvida o rigor científico dos artigos que publicam. Isso abriu as portas para o surgimento de periódicos cujos procedimentos editoriais são heterodoxos. Esses editores são chamados de predatórios porque seu processo de publicação desvia-se da norma (tempos de publicação curtos, revisão por pares inexistente ou de baixa qualidade, taxas de rejeição surpreendentemente baixas etc.). Publicar nessas revistas traz danos à reputação dos autores e o desgosto resultante de ter o estudo impresso em revistas de baixa qualidade.[6]

SUBMISSÃO DO ARTIGO

Existem diversas formas de publicar um artigo, como anais de eventos científicos, que são publicações que reúnem os resumos ou os artigos completos apresentados em congresso e outros eventos. É importante apresentar o estudo em um evento da área, contudo, a importância de publicar em periódico é muito maior. O mesmo estudo pode ser apresentado em um congresso e publicado em uma revista, porém, apresentar em mais de um congresso e publicar, com pequenas mudanças, em mais de uma revista, nada agrega em termos de real contribuição e de currículo.

O manuscrito deve ter um autor correspondente, que não precisa ser o autor principal. Após a leitura atenta às instruções para os autores, deve ser criada uma conta com *log in* e senha. O processo de submissão costuma ser autoexplicativo. São inseridos dados dos autores (nome, *e-mail*, titulação acadêmica e vínculo institucional) e as partes do *paper*: título, resumo, manuscrito e, separadamente, uma a uma, figuras e tabelas. Habitualmente se faz uma *cover letter* (carta que formaliza a submissão do artigo àquele periódico) e a transmissão dos direitos autorais (*copyright*). Muitas revistas pedem a cópia da aprovação pelo comitê de ética em pesquisa da instituição (*institutional review board – IRB*).

DICAS PARA PUBLICAÇÃO
1. A gramática deve estar impecável, independentemente do idioma da revista.
2. Publicações em periódicos em inglês terão uma difusão superior;
3. As referências utilizadas devem estar rigorosamente no estilo recomendado pela revista – atualmente, quase todas seguem o estilo Vancouver;
3. Leia com atenção as instruções para os autores;
4. Escolha, para a primeira submissão, revistas de maior qualidade. Mesmo que o trabalho seja recusado, aproveite os comentários e sugestões dos revisores cegos (*peer review*) para aprimorar o manuscrito e submetê-lo novamente a outro periódico;
5. Atenção: algumas revistas indexadas cobram para a edição e publicação dos artigos aceitos. Verifique isso antes de submeter;
6. Cumpra os prazos de revisões quando o artigo é devolvido para correções. Quanto maior a agilidade, mais rápido é o parecer final;
7. Seja persistente!

REFERÊNCIAS BIBLIOGRÁFICAS
1. Santhiago MR. Por que eu devo publicar? Rev Bras Oftalmol. 2017;76:5-6.
2. Clarivate. https://mjl.clarivate.com/search-results. Acesso 04/08/2023
3. Plataforma Sucupira. https://sucupira.capes.gov.br/sucupira/. Acesso 12/10/2023.
4. Araújo ERO. O plágio na pesquisa científica do ensino superior. Rev Conhecimento em Ação. 2017;2(1) Disponível em: https://revistas.ufrj.br/index.php/rca/article/view/11725 DOI: https://doi.org/10.47681/rca.v2i1.11725.
5. Martinino A, Chatterjee S, Smeenk FW, Pouwels S. Rebranding of Predatory Journals and Conferences: Understanding Its Implication and Prevention Strategy. Cureus. 2023;15:e40126.
6. Gallent Torres C. Editorial misconduct: the case of online predatory journals. Heliyon. 2022;8:e08999.

CURRÍCULO, LATTES E ORCID

APÊNDICE 1

Rogério Aparecido Dedivitis

CURRÍCULO LATTES

O Currículo Lattes do Conselho Nacional de Desenvolvimento Científico e Tecnológico (CNPq) é o formulário eletrônico para o cadastro de dados curriculares de pesquisadores e de usuários em geral. O nome é homenagem ao grande cientista brasileiro Cesare Mansueto Giulio Lattes (1924-2005).

O Currículo Lattes é um padrão nacional no registro da vida pregressa e atual de estudantes e pesquisadores do país e do exterior. É adotado pela maioria das instituições de fomento, universidades e institutos de pesquisa do Brasil. Informações amplas e crescente abrangência tornaram-no elemento indispensável e compulsório à análise de mérito e competência dos pleitos de financiamentos na área de ciência e tecnologia.[1]

Logo, é a base curricular para análise e concessão de benefícios ou bolsas de fomento à ciência, tecnologia e inovação aos usuários (estudantes e pesquisadores) que os pleiteiam. Em concursos de residência e especialização, tem sido cada vez mais utilizado.

O princípio da plataforma Lattes é a integração, ou seja, não há necessidade de recadastrar informações quando preencher sistemas diferentes da mesma plataforma. Todos os sistemas Lattes compartilham o mesmo conjunto básico de informações. Portanto, ao fazer alguma solicitação de recursos ao CNPq, os sistemas de captação de dados aproveitarão as informações prestadas em momentos anteriores.

Para recuperar o currículo de algum pesquisador, deve-se clicar no campo "Buscar por", informando o nome completo; no campo "Nas bases", marca-se a opção "Doutores" e/ou "Demais pesquisadores (Mestres, Graduados, Estudantes, Técnicos etc.)"; finalmente se clica em "Buscar".

Para fazer um currículo novo, o primeiro passo é realizar o cadastro no *site* https://wwws.cnpq.br/cvlattesweb/pkg_cv_estr.inicio.

Os seguintes dados poderão ser inseridos:

- *Informações pessoais:* É necessário preencher os dados pessoais e inserir uma foto formal e discreta, compatível com o endereço eletrônico da plataforma. Endereço e contatos pessoal e profissional são inseridos na próxima aba;
- *Formação acadêmica:* Insira o nome da instituição, curso, ano de início e conclusão, bem como graduação e pós-graduação;
- *Atuação profissional:* Insira caso já esteja atuando na área;
- *Área de atuação:* Agregue aqui as habilidades linguísticas, com dados de fluência em idiomas;
- *Confirmação dos dados:* Correções são possíveis. Após clicar em "enviar ao CNPq", o currículo estará no banco de dados em até 24 horas;
- *Atualização do currículo:* Deve ser feita constantemente, com informações sobre eventos, congressos, palestras ministradas, trabalhos, grupos de pesquisas, projetos, artigos etc. Basta clicar em "atualizar currículo".

Entrando na parte de edição, é tudo intuitivo: é só clicar nos ícones para editar. O texto inicial "sobre mim" deve ser formal e estar escrito corretamente.

O Currículo Lattes deve estar sempre atualizado, sobretudo quando se vai pleitear ingresso em pós-graduação ou bolsa de pesquisa.

Os seguintes itens devem ser alimentados: formação (acadêmica/titulação e complementar); atuação (profissional, linhas de pesquisa, participação em corpo editorial, revisão de periódicos e áreas de atuação); produção bibliográfica (artigos, livros, capítulos de livros, apresentação de trabalhos, traduções etc.); produção técnica (inclui entrevistas e participações na mídia); participação e organização de congressos e outros eventos; e orientações e bancas (em nível de graduação e pós-graduação).

Dica: sempre que tiver algo novo para o Lattes, insira imediatamente as novas informações na plataforma.

CURRÍCULO VITAE

Em muitos cenários, o currículo Lattes é necessário e suficiente para apresentação, no entanto, em alguns concursos, o currículo vitae convencional é necessário. Algumas instituições estabelecem quais itens devem ser contemplados no currículo. Entretanto, em linhas gerais, a estruturação de um CV deve conter os seguintes elementos:

- Identificação: nome completo, cadastro de pessoas físicas CPF e *e-mail* são essenciais, podendo, outros dados, serem agregados;
- Introdução/apresentação: não é obrigatória; sumariza os principais aspectos, podendo ser redigido na sequência cronológica e trazendo títulos e funções mais importantes;
- Formação: básica, secundária, superior e pós-graduação;
- Habilitações: incluir conhecimentos de idiomas, informática e outros;

- Atividade profissional: estágios, empregos, funções públicas;
- Concursos prestados;
- Prêmios conquistados;
- Publicações: colocar as referências corretamente;
- Participação/organização de congressos e outros eventos;
- Sociedades a que pertence;
- Referências e cartas de apresentação: muitas vezes são mera formalidade;
- Relação dos documentos comprobatórios.

Cada vez mais, o currículo impresso vai sendo substituído pelo formato virtual.

ORCID

O ORCID (*Open Researcher and Contributor ID*) é um identificador digital único e gratuito que distingue um acadêmico/pesquisador de outro e resolve o problema da ambiguidade e semelhança de nomes de autores e indivíduos. Substitui variações de nome por um único código numérico de 16 dígitos. Assim, facilita o registro de informações e automatiza a atualização das publicações e publicações e outras produções. O ORCID viabiliza o registro móvel dos vínculos empregatícios dos pesquisadores, facilitando a gestão das atividades acadêmicas e de pesquisa. É projetado para ser um identificador ao longo da carreira.[2]

Identificadores como o ResearcherID e o Scopus ID e bases de dados Web of Science e Scopus (Elsevier) já estão integrados ao ORCID.[3-6] É necessário que o pesquisador cadastrado autorize as integrações. Grupos editoriais internacionais utilizam o ORCID em seus processos de submissão e revisão de artigos e agências de fomento adotam o ORCID do pesquisador na análise e concessão de auxílios à pesquisa.

O Currículo Lattes (CNPq) utiliza o ORCID na identificação dos pesquisadores. Universidades, associações e institutos de pesquisa adotam o ORCID. O DOI (*Digital Object Identifier*) já está integrado ao ORCID, garantindo a automática atualização de publicações que possuam DOI.[7]

Desde setembro de 2016, a Universidade de São Paulo (USP) tornou-se membro da ORCID, para viabilizar o efetivo acompanhamento das atividades e produções científicas de docentes, pesquisadores e funcionários.[8]

REFERÊNCIAS BIBLIOGRÁFICAS

1. https://www.gov.br/pt-br/servicos/cadastrar-se-no-curriculo-lattes
2. https://www.abcd.usp.br/apoio-pesquisador/identificacao-pesquisadores/orcid-2/orcid-caracteristicas/
3. https://webofscience.help.clarivate.com/Content/wos-researcher-id.htm
4. https://www.scopus.com/home.uri?zone=header&origin=searchauthorfreelookup

5. https://clarivate.com/products/scientific-and-academic-research/research-discovery-and-workflow-solutions/webofscience-platform/
6. https://www.elsevier.com/en-gb/products/scopus
7. https://www.doi.org/
8. http://www.usp.br/orcid

FONTES DE FOMENTO À PESQUISA

Leandro Luongo de Matos

As agências de fomento desempenham um papel crucial ao financiar pesquisas e o avanço científico e tecnológico. São instituições fundamentais para cientistas, concedendo recursos que impulsionam seus estudos e contribuem para progressos em várias áreas do conhecimento em todo o país. Essas agências atuam como agentes catalisadores de transformação e desenvolvimento.

De maneira geral, os recursos financeiros são disponibilizados por meio de editais de pesquisa, tanto gerais quanto temáticos, porém, algumas agências atendem às solicitações de fomento em fluxo contínuo. Pesquisadores de todo o país candidatam-se com projetos alinhados aos objetivos do edital e, quando selecionados, recebem incentivos diversos.

Os apoios são predominantemente direcionados para três áreas principais:

1. *Formação de recursos humanos:* Financiam pesquisadores em diferentes campos do conhecimento para a execução de seus projetos;
2. *Infraestrutura:* Além do suporte aos pesquisadores, essas agências também financiam equipamentos e recursos essenciais para a condução das pesquisas;
3. *Difusão do conhecimento:* É responsabilidade dessas entidades compartilhar os avanços e impactos do conhecimento produzido, promovendo sua disseminação na sociedade.

Várias agências de fomento desempenham papel crucial no avanço científico e tecnológico do país. A seguir estão listadas as principais agências e suas características que foram, basicamente, extraídas das informações disponibilizadas nos respectivos *websites* de cada instituição. Assim, até como forma de manter a informação sempre atualizada, recomenda-se que os endereços citados sejam acessados para maiores e mais acuradas informações.

CNPq (CONSELHO NACIONAL DE DESENVOLVIMENTO CIENTÍFICO E TECNOLÓGICO)

Fundado em 1951 e vinculado ao Ministério da Ciência e Tecnologia (MCTI), o CNPq tem a missão de influenciar políticas públicas e impulsionar a ciência, tecnologia e inovação no Brasil. É reconhecido como referência nacional e desfruta de respeito internacional no campo científico. O CNPq tem uma série de programas e incentivos, desde bolsas a financiamento de grandes projetos de pesquisa e trata-se de uma instituição dedicada à promoção da inovação tecnológica e ao fomento da pesquisa científica e tecnológica, concedendo bolsas para a formação de recursos humanos. Essas bolsas são oferecidas em diversas instituições, como universidades, institutos de pesquisa, centros tecnológicos e de formação profissional, tanto no Brasil quanto no exterior. Além de promover a formação de recursos humanos em áreas estratégicas para o desenvolvimento nacional, o CNPq também fornece apoio financeiro para a implementação de projetos, programas e redes de pesquisa e desenvolvimento, seja diretamente ou em parceria com os Estados da Federação. Outro investimento significativo do CNPq está em ações de divulgação científica e tecnológica. Isso inclui apoio financeiro para a edição e publicação de periódicos, promoção de eventos científicos e auxílio para a participação de estudantes e pesquisadores nos principais congressos e eventos nacionais e internacionais na área de ciência e tecnologia. As linhas de financiamento abrangem diversas áreas e recursos e são disponibilizadas por meio de chamadas específicas.[1]

CAPES (COORDENAÇÃO DE APERFEIÇOAMENTO DE PESSOAL DE NÍVEL SUPERIOR)

Estabelecida também na década de 1950 e vinculada ao Ministério da Educação (MEC), a CAPES visa fortalecer os programas de pós-graduação brasileiros, principalmente os *stricto sensu* (mestrado, doutorado e pós-doutorado). Seu propósito é desenvolver profissionais qualificados para atuar no ensino superior, incluindo a educação básica, por meio de programas formativos e financiamento de bolsas e pesquisas em todo o país.

Essas agências, entre outras, têm contribuído significativamente para a formação de pesquisadores, aprimoramento da educação superior e o impulso à pesquisa e inovação no Brasil.[2]

A CAPES desenvolve suas atividades por meio de linhas de ação organizadas em programas estruturados:

1. *Avaliação da pós-graduação stricto sensu:* Esta linha de ação visa avaliar programas de pós-graduação *stricto sensu* em universidades e instituições, garantindo a qualidade e o aprimoramento desses cursos;

2. *Acesso e divulgação da produção científica:* Foca em ampliar o acesso e disseminar a produção científica, garantindo que os resultados das pesquisas estejam disponíveis para a comunidade acadêmica e para o público em geral;
3. *Investimentos na formação de pessoal de alto nível, no país e no exterior:* Dedica-se a investir na formação de profissionais altamente capacitados, tanto em território nacional quanto internacional, oferecendo bolsas e oportunidades de estudo e pesquisa;
4. *Promoção da cooperação científica internacional:* Estimula e promove parcerias e colaborações científicas com instituições e pesquisadores estrangeiros, visando fortalecer a colaboração internacional na produção científica;
5. *Indução e fomento da formação inicial e continuada de professores para a educação básica nos formatos presencial e a distância:* Esta linha de ação concentra-se em incentivar e apoiar a formação inicial e contínua de professores para a educação básica, abrangendo tanto o ensino presencial quanto a modalidade de educação a distância.

FUNDAÇÕES DE AMPARO À PESQUISA (FAPs)

Atuam em nível estadual, seguindo o modelo do CNPq, com o propósito de impulsionar o desenvolvimento tecnológico e científico. Elas se dedicam a estimular a ciência dentro dos interesses específicos de cada estado brasileiro. Essas fundações incentivam iniciativas inovadoras por meio de bolsas e editais de pesquisa, abrangendo diversas áreas do conhecimento e considerando os interesses locais de cada região.

A maior FAP do Brasil é a **Fundação de Amparo à Pesquisa do Estado de São Paulo (FAPESP)**.[3] Em 2018, a FAPESP estabeleceu uma nova metodologia para classificar suas atividades de apoio ao desenvolvimento científico e tecnológico em seis grandes grupos:

1. *Formação de Recursos Humanos para Ciência e Tecnologia:* Concessão de bolsas regulares para estudantes de graduação e pós-graduação, tanto no país quanto no exterior, sem conexão com outros projetos de pesquisa. Isso inclui bolsas para iniciação científica, mestrado, doutorado, doutorado direto e pós-doutorado;
2. *Pesquisa para o Avanço do Conhecimento:* Dividida em longo e curto prazos, envolve apoio à pesquisa básica e aplicada. Isso inclui projetos temáticos, programas CEPID, SPEC, JP, Projetos especiais, auxílios à pesquisa, e bolsas relacionadas com eles;
3. *Pesquisa para Inovação:* Compreende programas de pesquisa focados na colaboração entre empresas, universidades e institutos de pesquisa, impulsionando o desenvolvimento da inovação tecnológica no Estado de São Paulo. Inclui programas como PITE, CPE/CPA, PIPE, PAPI e também estudos para definir parâmetros para distritos de inovação;

4. *Pesquisa em Temas Estratégicos:* Engloba programas que buscam estimular a formação de grupos de pesquisa sobre temas estratégicos para o desenvolvimento do Estado de São Paulo e do país, modernizando os institutos de pesquisa paulistas. Exemplos são BIOTA-FAPESP, BIOEN, Pesquisa em Mudanças Climáticas Globais, eScience, Data Science, Pesquisa em Políticas Públicas, Ensino Público, Modernização dos Institutos de Pesquisa, além de auxílios à pesquisa e bolsas relacionadas;
5. *Apoio à Infraestrutura de Pesquisa:* Inclui programas que visam garantir a infraestrutura necessária para a continuidade das pesquisas. Abrange o programa Equipamentos Multiusuários, FAPLivros, Reparo de Equipamentos, Apoio à Infraestrutura, Reservas Técnicas Institucionais, Acesso à Rednesp e Programa SciELO;
6. *Difusão do Conhecimento Científico, Mapeamento das Unidades de Pesquisa no Estado e Estudos sobre o Estado Geral da Pesquisa em São Paulo:* Engloba iniciativas de divulgação científica para informar públicos interessados sobre os resultados e impactos sociais e econômicos dos investimentos em pesquisa, bem como avaliar e mapear a situação geral da pesquisa em São Paulo. Isso inclui ações de divulgação científica, mapeamento das unidades de pesquisa no Estado e avaliação do estado geral da pesquisa.

As demais FAPs seguem princípios semelhantes e disponibilizam recursos também de acordo com prioridades de cada estado da nação.

Além das FAPs, outras agências também desempenham papéis importantes no financiamento e desenvolvimento científico e tecnológico no país:

- *FINEP (Financiadora de Estudos e Projetos):* Criada em 1965 e vinculada ao BNDES (Banco Nacional do Desenvolvimento), a FINEP se consolidou como empresa pública ligada ao Ministério do Planejamento. Seu objetivo é financiar estudos associados a avanços tecnológicos e industriais, além de atuar como articuladora do Fundo Nacional de Desenvolvimento Científico e Tecnológico (FNDCT), a principal fonte de recursos para pesquisa, ciência e tecnologia no país;[4]
- *INEP (Instituto Nacional de Estudos e Pesquisas Educacionais Anísio Teixeira):* Fundado em 1937 como "Instituto Nacional de Pedagogia" e vinculado ao MEC desde 1997, o INEP é responsável por avaliações, monitoramento, exames educacionais e gestão de temáticas educacionais. É a principal instituição do país em políticas públicas educacionais e gerencia programas como ENEM, Encceja, ENADE, Celpe-Bras, Revalida, Ideb, Censo Escolar, entre outros.[5]

Além das agências formais, outras entidades, como empresas privadas, organizações não governamentais (ONGs), organizações da sociedade civil (OSCs), universidades públicas e privadas e até órgãos públicos financiam pesquisas devido a interesses internos.

Diversas instituições internacionais também financiam pesquisa em todo o mundo, com destaque para:

1. Conselhos de pesquisa que representam um investimento significativo em diversas áreas, desde ciências médicas e biológicas até Astronomia, Física, Química, Engenharia, Ciências Sociais, Economia e Humanidades. Esses conselhos, como a Royal Society,[6] Arts and Humanities Research Council,[7] Natural Environment Research Council (NERC),[8] Science and Technology Facilities Council (STFC) e o Horizon 2020, da União Europeia,[9,10] destinam bilhões, anualmente, a projetos variados em termos de escala, objetivo e equilíbrio;
2. Entidades filantrópicas, como a Bill & Melinda Gates Foundation,[11] David & Lucile Packard Foundation,[12] Ford Foundation,[13] entre outras, são organizações não governamentais que utilizam doações e renda para promover serviços sociais e gerar conhecimento em benefício do bem público;
3. Órgãos governamentais, como o Ministry of Education, Culture, Sports, Science and Technology,[14] direcionam fundos próprios ou de agências governamentais para projetos que beneficiam a sociedade, por meio de processos seletivos para estudantes, pesquisadores e organizações;
4. Agências nacionais, como o National Institutes of Health (NIH), nos Estados Unidos, a National Science Foundation (NSF) e a National Natural Science Foundation of China,[15-17] são responsáveis por reunir institutos e centros de pesquisa, sendo fontes consideráveis de financiamento para estudos médicos, científicos e de diversas áreas do conhecimento;
5. O financiamento colaborativo, representado pelo *crowdfunding*, está se tornando cada vez mais popular como método de arrecadação de fundos. Plataformas *on-line* como Experiment.com e MedStartr,[18,19] entre outras, permitem que pessoas interessadas invistam em ideias específicas. Projetos só são realizados se atingirem o valor necessário, impulsionando iniciativas variadas com a colaboração de múltiplos investidores interessados.

REFERÊNCIAS BIBLIOGRÁFICAS

1. CNPq. Disponível em: https://www.gov.br/cnpq/pt-br. Acessado em 21 de dezembro de 2023.
2. CAPES. Disponível em: https://www.gov.br/capes/pt-br. Acessado em 21 de dezembro de 2023.
3. FAPESP. Disponível em: https://fapesp.br. Acessado em 21 de dezembro de 2023.
4. FINEP. Disponível em: http://www.finep.gov.br. Acessado em 21 de dezembro de 2023.
5. INEP. Disponível em: https://www.gov.br/inep/pt-br. Acessado em 21 de dezembro de 2023.
6. Royal Society. Disponível em: https://royalsociety.org. Acessado em 21 de dezembro de 2023.

7. Arts and Humanities Research Council. Disponível em: https://www.ukri.org/councils/ahrc. Acessado em 21 de dezembro de 2023.
8. Natural Environment Research Council (NERC). Disponível em: https://www.ukri.org/councils/nerc. Acessado em 21 de dezembro de 2023.
9. Science and Technology Facilities Council (STFC). Disponível em: https://www.ukri.org/councils/stfc. Acessado em 21 de dezembro de 2023.
10. Horizon 2020 (União Europeia). Disponível em: https://research-and-innovation.ec.europa.eu/funding/funding-opportunities/funding-programmes-and-open-calls/horizon-2020_en. Acessado em 21 de dezembro de 2023.
11. Bill & Melinda Gates Foundation. Disponível em: https://www.gatesfoundation.org. Acessado em 21 de dezembro de 2023.
12. David & Lucile Packard Foundation. Disponível em: https://www.packard.org. Acessado em 21 de dezembro de 2023.
13. Ford Foundation. Disponível em: https://www.fordfoundation.org. Acessado em 21 de dezembro de 2023.
14. Ministry of Education, Culture, Sports, Science and Technology. Disponível em: https://www.mext.go.jp/en. Acessado em 21 de dezembro de 2023.
15. National Institutes of Health (NIH). Disponível em: https://www.nih.gov. Acessado em 21 de dezembro de 2023.
16. National Science Foundation (NSF). Disponível em: https://www.nsf.gov. Acessado em 21 de dezembro de 2023.
17. National Natural Science Foundation of China. Disponível em: https://www.nsfc.gov.cn/english/site_1/index.html. Acessado em 21 de dezembro de 2023.
18. Experiment.com. Disponível em: https://experiment.com. Acessado em 21 de dezembro de 2023.
19. MedStartr. Disponível em: https://www.medstartr.com. Acessado em 21 de dezembro de 2023.

ÍNDICE REMISSIVO

Entradas acompanhadas por um *f* ou *q* em itálico
indicam figuras e quadros, respectivamente.

A
Abordagem
  pesquisa quanto à, 97
Agência
  governamental, 79
  como autor, 79
  em referências, 79
Amostra
  do ensaio clínico, 143
  tamanho da, 143
  cálculo do, 143
  definição do, 143
Análise
  de resultados, 156
  das revisões sistemáticas, 156
Anexo(s)
  do projeto de pesquisa, 6
Apêndice(s)
  do projeto de pesquisa, 24
Aprendizado
  objetivos de, 166
  determinando os, 166
  para a apresentação, 166
Apresentação Memorável
  faça uma, 165-179
    comunicações orais, 173
    chegue cedo, 173
    dicas de como falar em público, 174
    preparação para falar, 173
    prepare sua apresentação, 173
  criando seu plano de aula, 168
    público, 169
    roteiro de aula, 169
    tema, 168
    tempo, 169
  método de ensino, 170
    definindo o, 170
  objetivos de aprendizado, 166
    determinando os, 166
  retendo a atenção do público, 176
    clareza, 177
    concisão, 177
    empatia, 178
    interatividade, 177
    momentos surpreendentes, 177
    narrativa poderosa, 177
    relevância, 178
    seja entusiasmado, 177
    timing estratégico, 177
    variedade de mídia, 177
  taxonomia de BLOOM revisada, 167*f*
    verbos a serem utilizados, 168*q*
  usando suas ferramentas, 174
    corpo, 176
    olhos, 175
    voz, 174

Armadilha(s)
  no relato de caso, 110
Artigo
  em referências, 77, 78, 83
    com DOI, 83
    de jornal, 78
    de periódico, 77
    eletrônico, 78, 83
      com DOI, 83
    submissão do, 196
    publicação e, 196
Ausência
  de autoria, 80
  em referências, 80
Autor(a/es/as)
  referências, 76-81
    agência governamental como, 79
    compiladores como, 80
    e editores, 80
    editores como, 80
    organizações como, 78, 81
    pessoa física, 76, 77, 79
      e organização, 79
Avaliação
  crítica, 153
    dos textos completos, 153
      nas revisões sistemáticas, 153
  de relato de caso, 111q
    matriz da, 111q

# B
Banco(s)
  de dados, 85-94
    protocolo de pesquisa e, 85-94
Benefício(s)
  do projeto de pesquisa, 20
BIC (Bolsas de Iniciação Científica), 6
Big Data
  pesquisa com, 55
  ética na, 55
Busca
  da evidência, 152
    nas revisões sistemáticas, 152

C
Canva
  design intuitivo, 182
  e visualmente atraente, 182
  características principais, 182
  desvantagens, 183
  vantagens, 182
CAPES (Coordenação de Aperfeiçoamento de Pessoal de Nível Superior), 204
Característica(s) Metodológica(s)
  dos ensaios clínicos, 136
  principais, 136
Caso-Controle
  comparação de, 121q
  estudos, 119-122
    cenário, 120
    1, 120
    2, 120
  comentários, 121
    desvantagens, 122
    vantagens, 122
  sumário, 122
CEP (Comitê de Ética em Pesquisa), 18, 35-57
  desafios éticos emergentes, 55
    ética na pesquisa, 55
      com *big data*, 55
      em genômica, 56
      em IA, 55
  ética em pesquisa, 35, 48, 56
    educação em, 56
    introdução à, 35
      definição de, 35
      implicações nas diferentes fases, 37
      importância da, 36
        para a integridade científica, 36
    procedimentos, 48
      consentimento informado, 51
      monitoramento, 54
      privacidade, 52
      proteção de dados, 52
      submissão ao comitê de ética, 48
        de protocolo, 48
      supervisão, 54
  normas éticas, 45
    internacionais, 45
      declaração de Helsinki, 45
    nacionais, 45

ÍNDICE REMISSIVO

diretrizes do CNS, 46
princípios éticos, 39
  fundamentais, 39
  beneficência, 40
  exemplos, 43
  justiça na seleção de participantes, 42
  minimização de riscos, 40
  respeito aos participantes, 39
  pela autonomia, 39
  pela dignidade, 39
Citação(ões)
  e referências, 73-84
  fontes, 73
CNPq (Conselho Nacional de Desenvolvimento Científico e Tecnológico), 204
CNS (Conselho Nacional de Saúde)
  diretrizes do, 46
  éticas, 46
Coleta
  de dados, 100
  estudo pela, 100
Comissão de Ética
  em pesquisa, 6
  submissão para, 6
  de projeto de pesquisa, 6
Compilador(es)
  como autores, 80
  em referências, 80
Comunicação(ões)
  orais, 173
  chegue cedo, 173
  dicas de como falar em público, 174
  preparação para falar, 173
  prepare sua apresentação, 173
Conceito(s)
  iniciais, 9
  do projeto de pesquisa, 9
Congresso
  em referências, 81, 82
  anais de, 81
  apresentação em, 82
Coorte
  estudos de, 125-133
  cenário clínico I, 125
  amostra, 131
  características, 130
  coorte retrospectiva, 132
  cuidados, 130
    importante, 127
    limitações, 130
    perdas de acompanhamento, 130
      ações para minimização de, 130
    validade, 129
      externa, 129
      interna, 129
  cenário clínico II, 133
    exemplo de aplicabilidade, 133
    sumário, 133
  prospectiva 125*f*
Critério(s)
  no projeto de pesquisa, 20
  de exclusão, 20
  de inclusão, 20
Cronograma
  do projeto de pesquisa, 5, 22
Currículo
  Lattes, 199-201
  ORCID, 199-201
  publicação e, 194
  vitae, 200
Custo
  do projeto de pesquisa, 23

D

Dado(s)
  bancos de, 85-94
    protocolo de pesquisa e, 85-94
  coleta de, 100
  estudo pela, 100
Declaração
  de Helsinki, 45
Desafio(s) Ético(s)
  emergentes, 55
    ética na pesquisa, 55
    com *big data*, 55
    em genômica, 56
    em IA, 55
Descrição
  de relato de caso, 105
    formato para, 105
    como estruturar, 105
Desfecho(s)
  do projeto de pesquisa, 21

212 ÍNDICE REMISSIVO

Designação(ões)
  em referências, 77
  filho, 77
  júnior, 77
  neto, 77
Diapositivo(s)
  iconografia de, 183
  aposte em infográficos, 187
  a simplificação visual, 187
  áudios e vídeos, 185
  a dinâmica da multimídia, 185
  evite o excesso de animações, 186
  a sutileza na transição, 186
  faça diferente dos outros, 187
  inovação, 187
  inspiração, 187
  fontes certas, 186
  a legibilidade é crucial, 186
  imagens com qualidade, 184
  a força da visualização, 184
  limite a tabela de cores, 186
  a harmonia visual, 186
  modelos prontos, 187
  podem ser usados, 187
  pouco texto, 183
  o poder da concisão, 183
  um conceito por vez, 185
  a clareza na progressão, 185
Dica(s)
  para publicação, 197
Direcionalidade
  temporal, 99, 100f
  estudo pela, 99, 100f
Dispositivo(s)
  como montar, 181-190
  diapositivos, 183
  iconografia de, 183
  plataformas de apresentação, 181
  Canva, 182
  Google slides, 183
  Microsoft PowerPoint, 182
  Prezi, 182
Dissertação
  em referências, 82
Documento(s)
  na pesquisa bibliográfica, 67
  formas de localização, 67
  obtenção dos, 67

necessários, 26
  para a plataforma Brasil, 26
  do projeto de pesquisa, 26
DOI (*Digital Object Identifier*), 83
  artigo com, 83
  em referências, 83
  eletrônico, 83
Dúvida Clínica
  nas revisões sistemáticas, 150

E

Editor(es)
  em referências, 80
  autores e, 80
  como autores, 80
Educação
  em ética em pesquisa, 56
Elaboração
  de ensaio clínico, 142
  etapas para, 142
  métodos, 143
  de mascaramento, 143
  de randomização, 143
  para lidar com as perdas de participantes, 143
  pergunta de pesquisa, 142
  resultados, 143
  análise dos, 143
  interpretação dos, 143
  tamanho da amostra, 143
  cálculo do, 143
  definição do, 143
  de um relato de caso, 104
  etapas, 104
Elemento(s)
  do projeto de pesquisa, 28, 29
  pós-textuais, 29
  pré-textuais, 28
Enfoque
  pesquisa quanto ao, 96
Ensaio(s) Clínico(s), 135-146
  características metodológicas dos, 136
  principais, 136
  etapas para elaboração do, 142
  métodos, 143
  de mascaramento, 143
  de randomização, 143

ÍNDICE REMISSIVO

para lidar com as perdas de participantes, 143
pergunta de pesquisa, 142
acrônimo para, 142f
resultados, 143
análise dos, 143
interpretação dos, 143
tamanho da amostra, 143
cálculo do, 143
definição do, 143
fases, 145
história dos, 135
limitações, 146
medidas-resumo utilizadas em, 144q
principais, 144q
planejamento do estudo, 141
protocolo, 141
randomização, 138q
principais métodos de, 138q
randomizado, 138f-140f
tipo *cluster*, 140f
tipo *crossover*, 139f
tipo paralelo, 138f
Ensino
em revisões sistemáticas, 158
método de, 170
definindo o, 170
Especificidade
dos projetos, 26
para revisões, 26
Esquema
de ensaio clínico, 138f-140f
randomizado, 138f-140f
tipo *cluster*, 140f
tipo *crossover*, 139f
tipo paralelo, 138f
Estudo(s)
tipos de, 99
classificação dos, 101f
de acordo com a interferência, 99
pela coleta de dados, 100
pela direcionalidade temporal, 99, 100f
pelo período de seguimento, 99
caso-controle, 119-122
cenário, 120
1, 120
2, 120

comentários, 121
desvantagens, 122
vantagens, 122
sumário, 122
de Framingham, 128f
de coorte, 125-133
cenário clínico I, 125
amostra, 131
características dos, 130
coorte retrospectiva, 132
cuidados dos, 130
importante, 127
limitações dos, 130
perdas de acompanhamento, 130
ações para minimização de, 130
validade, 129
externa, 129
interna, 129
cenário clínico II, 133
exemplo de aplicabilidade, 133
sumário, 133
prospectiva 125f
Ética
em pesquisa, 35, 48, 56
educação em, 56
introdução à, 35
definição de, 35
implicações éticas, 37
nas diferentes fases da pesquisa, 37
importância da, 36
para a integridade científica, 36
procedimentos, 48
consentimento informado, 51
monitoramento, 54
privacidade, 52
proteção de dados, 52
submissão ao comitê de ética, 48
de protocolo, 48
supervisão, 54
Evidência
nas revisões sistemáticas, 152, 153, 158
busca da, 152
seleção da, 152
leitura, 153
dos resumos, 153
dos textos completos, 153
dos títulos, 153
síntese da, 158

Evolução
  da pesquisa bibliográfica, 62
  na área da saúde, 62
Exclusão
  critérios de, 20
  no projeto de pesquisa, 20
Expressão
  de resultados, 154
  das revisões sistemáticas, 154

F

FAPs (Fundação de Amparo à Pesquisa), 205
Fase(s)
  do ensaio clínico, 145
Ferramenta(s)
  usando suas, 174
    corpo, 176
    olhos, 175
    voz, 174
Fonte(s), 73
  de pesquisa bibliográfica, 61-69
    delimitação do tema, 64
    documentos, 67
      formas de localização, 67
      obtenção dos, 67
    escolha do assunto, 64
    evolução da, 62
      na área da saúde, 62
    LILACS, 63
    Medline, 62
    normas de apresentação, 68
    terminologia, 65
Fonte(s) de Fomento
  à pesquisa, 203-207
    CAPES, 204
    CNPq, 204
    FAPs, 205
Forma
  pesquisa quanto à, 97
Formato
  eletrônico, 78
    artigo em, 78
    em referências, 78
Formulação
  do problema, 10
  do projeto de pesquisa, 10
Framingham
  estudo de, 128f

G

Genômica
  pesquisa em, 56
  ética na, 56
Google Slides
  colaboração, 183
  e acesso facilitados, 183
  características principais, 183
  desvantagens, 183
  vantagens, 183

H

Helsinki
  declaração de, 45
Hipótese(s)
  do projeto de pesquisa, 11

I

IA (Inteligência Artificial), 1
  pesquisa em, 55
  ética na, 55
IC (Iniciação Científica), 3, 11
Inclusão
  critérios de, 20
  no projeto de pesquisa, 20
Interferência
  estudo de acordo com a, 99
Introdução
  do projeto de pesquisa, 5, 13

J

Jornal
  artigo de, 78
  em referências, 78
Justificativa(s)
  do projeto de pesquisa, 5, 12

L

Lattes
  currículo, 199-201
Legislação(ões)
  em referências, 84
Leitura
  na seleção da evidência, 153
  nas revisões sistemáticas, 153
  dos resumos, 153

dos textos completos, 153
dos títulos, 153
LILACS (Centro Latino-Americano e do Caribe de Informação em Ciências da Saúde), 63, 64f
Limitação(ões)
do ensaio clínico, 146
Livro(s)
em referências, 80
capítulo de, 81
mesma autoria, 81

M
Mascaramento
métodos de, 143
no ensaio clínico, 143
Material
on-line, 82
em referências, 82
Medida(s)-Resumo
utilizadas em ensaio clínico, 144q
principais, 144q
Medline, 62
Método(s)
científico, 2
de ensino, 170
definindo o, 170
no ensaio clínico, 138q, 143
de mascaramento, 143
de randomização, 138q, 143
principais, 138q
para lidar com perdas, 143
de participantes, 143
Metodologia
do projeto de pesquisa, 5, 14
de análise de dados, 21
de coleta de dados, 19
desenho de estudo, 14
local, 18
população, 18
Microsoft PowerPoint
o poder da tradição, 182
características principais, 182
desvantagens, 182
vantagens, 182
Modalidade
pesquisa quanto à, 97
Monografia(s)
em referências, 80

N
Natureza
pesquisa quanto à, 96
Nome(s)
espanhóis, 77
em referências, 77
Norma(s)
de apresentação, 68
da pesquisa bibliográfica, 68
éticas, 45
internacionais, 45
declaração de Helsinki, 45
nacionais, 45
diretrizes do CNS, 46

# O
Objetivo(s)
de aprendizado, 166
determinando os, 166
para a apresentação, 166
do projeto de pesquisa, 5, 12
gerais, 5
específicos, 5
pesquisa quanto ao, 98
Orçamento
do projeto de pesquisa, 5
ORCID (*Open Researcher and Contributor ID*)
currículo, 199-201
Organização(ões)
em referências, 78, 79, 81
como autor, 78, 79, 81

P
Pensamento Científico, 1-7
BIC, 6
IC, 3
método científico, 2
projeto de pesquisa, 5
anexos, 6
cronograma, 5
introdução, 5
justificativa, 5
metodologia, 5
objetivos, 5
específicos, 5
gerais, 5

ÍNDICE REMISSIVO

orçamento, 5
referências, 6
submissão, 6
   para comissão de ética em
     pesquisa, 6
   TCLE, 6
Perda(s)
   de participantes, 143
   no ensaio clínico, 143
   métodos para lidar com, 143
Pergunta
   de pesquisa, 142
   elaboração da, 142
   estruturação da, 142f
   acrônimo PICO, 142f
Periódico
   artigo de, 77
   em referências, 77
Período
   de seguimento, 99
   estudo pelo, 99
Pesquisa
   bibliográfica, 61-69
     fontes de, 61-69
     delimitação do tema, 64
     documentos, 67
       formas de localização, 67
       obtenção dos, 67
     escolha do assunto, 64
     evolução na área da saúde, 62
     LILACS, 63
     MEDLINE, 62
     normas de apresentação, 68
     terminologia, 65
   ética em, 35, 48, 56
     educação em, 56
     introdução à, 35
     definição de, 35
     implicações éticas, 37
       nas diferentes fases da
         pesquisa, 37
     importância da, 36
       para a integridade científica, 36
   procedimentos, 48
     consentimento informado, 51
     monitoramento, 54
     privacidade, 52
     proteção de dados, 52

     submissão ao comitê de ética, 48
     de protocolo, 48
     supervisão, 54
   fontes de fomento à, 203-207
     CAPES, 204
     CNPq, 204
     FAPs, 205
   projeto de, 5, 9-31
     anexos, 6
     apêndices, 24
     benefícios, 20
     conceitos iniciais, 9
     critérios, 20
       de exclusão, 20
       de inclusão, 20
     cronograma, 5, 22
     custo, 23
     desfechos, 21
     documentos necessários, 26
       para a plataforma Brasil, 26
     elementos, 28, 29
       pós-textuais, 29
       pré-textuais, 28
     escolha do tema, 10
     especificidade dos projetos, 26
       para revisões, 26
     formulação do problema, 10
     hipóteses, 11
     introdução, 5, 13
     justificativa, 5, 12
     metodologia, 5, 14
       de análise de dados, 21
       de coleta de dados, 19
       desenho de estudo, 14
       local, 18
       população, 18
     objetivos, 5, 12
       específicos, 5
       gerais, 5
     orçamento, 5
     referências, 6, 23
     resumo do projeto, 26
     riscos, 20
     submissão, 6
       para comissão de ética em
         pesquisa, 6
     TCLE, 6, 29
   protocolo de, 85-94

e bancos de dados, 85-94
 sugestão de, 90*q*, 91*q*
 tipos de, 96-98
  quanto, 96
  à abordagem, 97
  à forma, 97
  à modalidade, 97
  à natureza, 96
  ao enfoque, 96
  ao objetivo, 98
Pessoa Física
 autores, 76, 77, 79
 e organização, 79
PICO (População, Intervenção, Comparador, *Outcomes*)
 acrônimo, 142*f*
 para estruturação, 142*f*
 da pergunta de pesquisa, 142*f*
Plágio
 publicação e, 195
Planejamento
 do estudo, 141
 protocolo, 141
 ensaio clínico, 141
Plano de Aula
 criando seu, 168
 público, 169
 roteiro de aula, 169
 tema, 168
 tempo, 169
Plataforma Brasil
 documentos necessários para a, 26
 do projeto de pesquisa, 26
Pôster(es)
 como montar, 181-190
  iconografia, 183
  boa introdução, 188
  conte uma história coesa, 190
  destaque elementos essenciais, 189
  escolha com sabedoria, 189
   cores, 189
   fontes, 189
  hierarquia visual clara, 188
  mantenha o engajamento, 190
  inclua elementos interativos, 190
  menos é mais, 189
  pense "fora da caixa", 190
  regra dos 3 minutos, 190

siga as regras do jogo, 188
título impactante, 188
plataformas de apresentação, 181
 Canva, 182
 Google Slides, 183
 Microsoft PowerPoint, 182
 Prezi, 182
Prezi
 rompendo com a linearidade tradicional, 182
 características principais, 182
 desvantagens, 182
 vantagens, 182
Princípio(s) Ético(s)
 fundamentais, 39
 beneficência, 40, 43*q*, 44*q*
 exemplos de, 43
 minimização de riscos, 40, 43*q*
 respeito aos participantes, 39, 43*q*, 44*q*
  pela autonomia, 39, 43*q*, 44*q*
  pela dignidade, 39, 43*q*, 44*q*
 seleção de participantes, 42, 44*q*, 45*q*
 justiça na, 42, 44*q*, 45*q*
Problema
 formulação do, 10
 do projeto de pesquisa, 10
Procedimento(s) Ético(s)
 em pesquisa, 48
 consentimento informado, 51
 monitoramento, 54
 proteção, 52
  da privacidade, 52
  de dados, 52
 submissão de protocolo, 48
  ao comitê de ética, 48
 supervisão, 54
Projeto
 de pesquisa, 5, 9-31
 anexos, 6
 apêndices, 24
 benefícios, 20
 conceitos iniciais, 9
 critérios, 20
  de exclusão, 20
  de inclusão, 20
 cronograma, 5, 22
 custo, 23
 desfechos, 21

documentos necessários, 26
  para a plataforma Brasil, 26
  elementos, 28, 29
  pós-textuais, 29
  pré-textuais, 28
  escolha do tema, 10
  especificidade dos projetos, 26
  para revisões, 26
  formulação do problema, 10
  hipóteses, 11
  introdução, 5, 13
  justificativa, 5, 12
  metodologia, 5, 14
    de análise de dados, 21
    de coleta de dados, 19
    desenho de estudo, 14
    local, 18
    população, 18
  objetivos, 5, 12
    específicos, 5
    gerais, 5
  orçamento, 5
  referências, 6, 23
  resumo do projeto, 26
  riscos, 20
  submissão, 6
    para comissão de ética em pesquisa, 6
    TCLE, 6, 29
Protocolo
  de pesquisa, 85-94
  e bancos de dados, 85-94
    sugestão de, 90q, 91q
  submissão de, 48
    ao comitê de ética, 48
    passo a passo, 48
Publicação
  a fronteira final, 193-197
  dicas para, 197
  e currículo, 194
  plágio, 195
  revistas, 194, 195
    indexadas, 194
    predatórias, 195
  submissão do artigo, 196
Público
  retendo a atenção do, 176
  clareza, 177

concisão, 177
empatia, 178
interatividade, 177
momentos surpreendentes, 177
narrativa poderosa, 177
relevância, 178
seja entusiasmado, 177
timing estratégico, 177
variedade de mídia, 177

R
Randomização
  métodos de, 138q, 143
  principais, 138q
Redação
  do relato de caso, 106q
    lista de observações, 106q
Referência(s)
  agência governamental, 79
    como autor, 79
  artigo, 77, 78, 83
    com DOI, 83
    de jornal, 78
    de periódico, 77
    eletrônico, 83
      com DOI, 83
    em formato eletrônico, 78, 83
  ausência de autoria, 80
  autores, 76, 77, 79
    compiladores como, 80
    e editores, 80
    editores como, 80
    pessoa física, 76, 77, 79
    e organização, 79
  capítulo de livro, 81
    mesma autoria, 81
  citações e, 73-84
    fontes, 73
  congresso, 81, 82
    anais de, 81
    apresentação em, 82
  designações, 77
  dissertação, 82
  do projeto de pesquisa, 6, 23
  legislações, 84
  livros, 80
  material online, 82

ÍNDICE REMISSIVO

nomes espanhóis, 77
organização(ões), 78, 81
  como autora, 81
  como autores, 78
  outras monografias, 80
sobrenomes, 77
  compostos, 77
  ligados por hífen, 77
  precedidos, 77
  de artigo, 77
  de artigos, 77
  de contrações de preposição, 77
TCC, 82
tese, 82
Relato de Caso, 103-111
  armadilhas, 110
  avaliação de, 111q
  matriz da, 111q
  descrição de, 105
  formato para, 105
  como estruturar, 105
  elaboração de um, 104
  etapas, 104
  redação do, 106q
  lista de observações, 106q
  seleção de, 104q
  critérios para, 104q
  tipos de, 105
Resultado(s)
  das revisões sistemáticas, 154, 156
  análise de, 156
  expressão de, 154
  do ensaio clínico, 143
  análise dos, 143
  interpretação dos, 143
Resumo(s)
  do projeto, 26
  de pesquisa, 26
  leitura dos, 153
  na seleção da evidência, 153
  nas revisões sistemáticas, 153
Revisão(ões) Sistemática, 149-162
  avaliação crítica, 153
  dos textos completos, 153
  definição, 149
  dúvida clínica, 150
  ensino, 158
  evidência, 152, 153, 158
  busca da, 152
  seleção da, 152
  leitura, 153
  dos resumos, 153
  dos textos completos, 153
  dos títulos, 153
  síntese da, 158
  resultados, 154, 156
  análise de, 156
  expressão de, 154
Revista(s)
  indexadas, 194
  predatórias, 195
Risco(s)
  do projeto de pesquisa, 20

S

Seguimento
  período de, 99
  estudo pelo, 99
Seleção
  da evidência, 152
  nas revisões sistemáticas, 152
  leitura, 153
  dos resumos, 153
  dos textos completos, 153
  dos títulos, 153
  de relato de caso, 104q
  critérios para, 104q
Série(s) de Caso(s), 113-117
Síntese
  da evidência, 158
  nas revisões sistemáticas, 158
Sobrenome(s)
  em referências, 77
  compostos, 77
  ligados por hífen, 77
  precedidos, 77
  de artigos, 77
  de contrações de preposição, 77
Submissão
  do artigo, 196
  publicação e, 196
  para comissão de ética em pesquisa, 6
  do projeto de pesquisa, 6

T

Taxonomia
 de BLOOM, 167f
  revisada, 167f
  verbos a serem utilizados, 168q
TCC (Trabalho de Conclusão de Curso), 11
 em referências, 82
TCLE (Termo de Consentimento Livre e Esclarecido), 6, 18
Tema
 do projeto de pesquisa, 10
 escolha do, 10
Terminologia, 65
Termo de Consentimento
 CEP e, 35-57
 desafios éticos emergentes, 55
 ética em pesquisa, 35, 48, 56
  introdução à, 35
  procedimentos éticos, 48
 normas éticas, 45
  internacionais, 45
  nacionais, 45
 princípios éticos, 39
  fundamentais, 39
Tese
 em referências, 82

Texto(s) Completo(s)
 na seleção da evidência, 153
 nas revisões sistemáticas, 153
 avaliação crítica dos, 153
 leitura dos, 153
Tipo(s)
 de relato de caso, 105
Título(s)
 leitura dos, 153
 na seleção da evidência, 153
 nas revisões sistemáticas, 153
Trabalho Científico
 tipos de, 95-101
  estudo, 99
  classificação, 101f
  de acordo com a interferência, 99
  pela coleta de dados, 100
  pela direcionalidade temporal, 99, 100f
  pelo período de seguimento, 99
 pesquisa quanto, 96
  à abordagem, 97
  à forma, 97
  à modalidade, 97
  à natureza, 96
  ao enfoque, 96
  ao objetivo, 98